CHRISTINA WECHSEL

mit Julia Heyne

WER

Flügel

HAT,
BRAUCHT
KEINE

Beine

HarperCollins

1. Auflage 2021
Originalausgabe
© 2021 by HarperCollins
in der HarperCollins Germany GmbH, Hamburg
Gesetzt aus der Stempel Garamond, der Caecilia und der Notera
von GGP Media GmbH, Pößneck
Druck und Bindung von GGP Media GmbH, Pößneck
Printed in Germany
ISBN 978-3-7499-0023-7
www.harpercollins.de

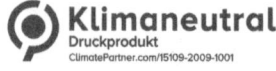
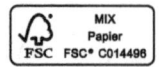

Dieses Buch widme ich allen Reisenden.

Inhalt

Intro

Mühsam schlage ich die Augen auf und spüre sofort die flirrende Hitze, die erbarmungslos auf mich herunterknallt. Ich versuche mich vorsichtig zu bewegen, aber es geht nicht. Als müsste er sich erst einen Weg durch die zähe Hitze schneiden, dringt der Gedanke ganz langsam in meinen Kopf, dass hier etwas nicht stimmt. Aber was? Wo bin ich? Warum liege ich neben einem Auto, und warum ist es so verdammt heiß? Bevor ich mir jedoch diese Fragen beantworten kann, werde ich wieder ohnmächtig.

Das Auto stand auf einer geraden Straße, die sich scheinbar endlos hinzog, umgeben von rotem Sand und Geröll. Ab und an wehte der heiße Wind wie im Western ein paar trockene Sträucher träge hin und her, ansonsten war hier absolut nichts, hier im australischen Outback. In dieser Stille war nicht einmal das Summen einer Fliege zu hören, am Horizont flimmerte die Hitze, und ganz selten sah man in der Ferne ein Känguru vorbeispringen. Ebenso selten tauchten Schilder mit Informationen wie »Nächste Tankstelle in 400 km« auf oder gar Gegenverkehr. Diese unendliche Weite und Abgeschiedenheit war das perfekte Setting für ein großes Abenteuer – und ein ebenso schlechtes für einen Unfall.

Als ich gemeinsam mit meiner Freundin Valerie, meinem Kumpel Ronny und einer Backpackerin namens Marie zu diesem Abenteuer durch das australische Outback aufbrach, hatten wir nur ein Ziel: den Ayers Rock bzw. den Uluru, wie die australischen Ureinwohner ihren »Heiligen Berg« nennen. Den Tag zuvor hatten wir noch in Coober Pedy verbracht, der verrücktesten »Stadt«, die ich bisher gesehen hatte. Das hatte der Start für drei aufregende Wochen im Outback werden sollen.

Als ich das nächste Mal zu mir komme, höre ich Valeries Stimme, es klingt wie: »Mein Arm, mein Arm!« Ich frage: »Wo bin ich?« Marie antwortet mir: »Du bist in Australien, im Outback, wir hatten einen Unfall.« – »Wieso denn in Australien? Ich wohne in München!« Dann versinke ich wieder in der Ohnmacht. Der nächste Erinnerungsfetzen, der mir von diesem Tag bleibt, ist das fehlende Gefühl in meinen Beinen. Panik ergreift mich. Mühsam hebe ich den Kopf und sehe, dass meine Beine voller Blut und meine Fersen zerfetzt sind. Durch die Bewegung spüre ich, dass ich wohl schwere innere Verletzungen habe, dass da in meinem Unterleib etwas kaputt ist. Später erzählt man mir, dass ich laut nach meiner Mutter gerufen hatte, immer wieder: »Mami, hilf uns!« Obwohl ich immer wieder mein Bewusstsein verliere, spüre ich intuitiv, dass etwas nicht stimmt – weder mit mir noch mit Ronny.

Das Auto überschlug sich bei dem schweren Unfall mehrmals. Die Türen der linken Seite, wo ich und Ronny saßen, wurden durch die immense Wucht weggerissen. Als es auf den Reifen zum Stehen kam, hing ich aus dem Auto, der Gurt schnürte mir die Kehle zu, und ich drohte zu ersticken. Marie, die gefahren und wie durch ein Wunder nicht allzu schwer verletzt worden war, löste den Gurt und legte mich auf den Boden. Dass sie anschließend trotz ihres offenen Armbruchs verzweifelt versuchte, Ronny mit einer Herzmassage wiederzubeleben, bekam ich nicht mit. Doch instinktiv spürte ich, dass etwas Schlimmes passiert war.

»Was ist mit Ronny?« – eine der ersten Fragen, die ich der Erst-helferin am Unfallort stelle, als sie mir zitternd eine Halskrause anlegt. Sie sieht mich unfassbar traurig an und flüstert: »Es tut mir so leid … Er hat es leider nicht geschafft.« Ich schreie.

Sechs Stunden nach dem Unfall wurden wir von den »Flying Doctors« ins Krankenhaus nach Adelaide geflogen. Ich blickte den Arzt an, der vorsichtig meinen gesamten Rücken abklopfte, und es nahm mir fast die Luft zum Atmen, die Frage zu stellen: »Werde ich jemals wieder laufen können?«

1

Eine Wahnsinnszeit

Von Geburt an eine Reisende

Schicke das Kind, das du liebst, auf Reisen.
Von den Erfahrungen her kommt nichts
im Leben dem Reisen gleich.

JAPANISCHES SPRICHWORT

Wie gebannt starrte ich auf den kleinen weißen Zettel, der am Badezimmerspiegel meines Klassenkameraden Jakob hing. Das Wasser lief unaufhörlich über meine Hände, draußen waren laute Musik und typischer Partylärm zu hören. Doch ich bemerkte es nicht. Ich konnte nur noch diese zwei Zeilen anstarren. Klar, wir alle stolpern mal über Zitate, Sprüche, Lebensweisheiten, die uns ansprechen. Bei denen man denkt, »Oh, das klingt aber schön, das muss ich mir merken.« Aber das hier war anders. In diesem Moment – während dieser Hausparty, im Badezimmer meines Schulfreundes – wurde ich an etwas erinnert. Daran, wie wichtig es mir war, die Welt zu sehen. Neue Kulturen, Menschen und Orte kennenzulernen. Zu reisen, um letztlich zu mir selbst zu finden. Dieser Spruch inspirierte mich zutiefst, weil mir schon damals bewusst war, dass es im Leben darum ging, Erfahrungen zu sammeln. Denn die Summe dieser Erfahrungen macht einen Menschen aus. Ich kramte einen Zettel aus der Tasche und schrieb das Sprichwort ab. Wer sich jetzt fragt, warum ich es nicht einfach mit dem Smartphone fotografiert habe: Es war 1999, und Smartphones befanden sich noch in weiter Ferne. Meinen Zettel klebte ich mir zu Hause an meinen eigenen Badezimmerspiegel. So wurde ich jedes Mal, wenn ich mich selbst darin erblickte, daran erinnert, dass noch viele Reisen auf mich warteten. Heute würden wir diesen Spiegel als Visionboard bezeichnen. Und meine Vision war klar: Ich wollte die Welt sehen!

Die Liebe zum Reisen kommt bei mir nicht von irgendwoher, sie ist sozusagen in meiner DNA verankert. Meine Eltern wanderten beide in jungen Jahren nach Kanada aus – mein Vater aus Deutschland, meine Mutter aus der Schweiz. In einem Tennisclub in Montreal liefen sie sich dann zufällig über den Weg und waren von diesem Moment an unzertrennlich. Zwei Weltenbummler, die sich fernab der Heimat kennen und lieben lernten. Und so erblickte ich am 12. April 1981 im Montreal General Hospital das Licht der Welt (jedes Jahr erzählt mir mein Papi an meinem Geburtstag von dem unglaublichen Sonnenaufgang, in den ich sozusagen hineingeboren wurde). Zwei Jahre später kam mein Bruder Thomas dazu.

Mich hätte man wohl heute als äußerst hyperaktives Kind bezeichnet, denn ich hatte nicht nur Hummeln, sondern ganze Hummelschwärme im Hintern. Ich konnte nie still sitzen und habe nie verstanden, warum man ging, wenn man doch rennen konnte. Es kam nicht selten vor, dass Mami in die Kinderkrippe zitiert wurde, weil ich mal wieder die ganze Truppe aufgemischt hatte. Und so sahen meine Eltern nur einen einzigen Weg, um die Hummeln frei fliegen zu lassen: Sie meldeten mich in jedem erreichbaren Sportverein an.

Als ich drei Jahre alt war, zogen wir nach Korfu. Mein Vater arbeitete dort als Hotelmanager, und so verbrachten wir drei Jahre auf dieser wunderschönen griechischen Insel. Ich erinnere mich an ausgelassene Tage am Strand, an denen wir im Sand buddelten, im Meer schwammen, es einfach unbeschwert angehen ließen. In Griechenland hatte ich auch das erste Mal einen Tennisschläger in der Hand – auch wenn ich da noch nicht ahnen konnte, wie viel mir dieser Sport später mal bedeuten

würde. Auf jeden Fall machten es meine Hummeln dem Tennis-
lehrer auch hier nicht wirklich leicht, und seine Geduld wurde
auf eine harte Probe gestellt, als ich lieber den umherflatternden
Schmetterlingen als dem Ball hinterherlief.

Auf Korfu besuchte ich die Vorschule und merkte jeden Tag,
wie anders das Leben hier war als in Kanada. Ich erinnere mich
an einen Vormittag, als wir in der Vorschule saßen und es draußen zu hageln begann. Es wurde ganz dunkel, der Wind peitschte
die Bäume umher, und plötzlich fielen weiße, kalte Hagelkörner
vom Himmel. »Es schneit, es schneit!« – meine Klassenkameraden waren ganz aufgeregt und drückten sich die Nasen am
Fenster platt. Ich musste lachen, denn ich kam aus Kanada und
hatte natürlich schon echten Schnee gesehen – in rauen Mengen.

Bald darauf ging es nach Kanada zurück, und ich wurde in die
deutsche Schule in Montreal eingeschult. Was mich dort besonders prägte, war, dass meine Klasse – wie die ganze Stadt – so
wahnsinnig multikulti war. Da saß der jüdische Schüler neben
dem arabischen, die Irin neben der Philippinerin, der Japaner
neben der Deutschen. Uns verband eine Sache: Wir alle waren
Kanadier*innen. Ganz egal, woher die Familie ursprünglich
stammte: Wird man in Kanada geboren, ist man Kanadier*in.
Punkt! Unsere Familie war ein hervorragendes Beispiel dafür,
wie gut das kanadische Multikulti funktionierte, denn mein Vater eröffnete ein Restaurant mit bayerischer, österreichischer
und Schweizer Küche. Und die Leute fuhren teilweise 60 Kilometer für ein Stück Apfelstrudel.

Als ich dann acht Jahre alt war, zogen wir nach Deutschland.
Wir hatten zuvor schon oft unsere Familien im Allgäu und in
der Schweiz besucht – einer der Gründe, warum ich bereits mit
drei Jahren das erste Mal auf Skiern gestanden hatte –, und jetzt
sollte es mehr werden als nur ein kurzer Weihnachtsbesuch.
Mein Vater bekam die Leitung eines neuen Hotels am Münchner Flughafen angeboten, und Mami hatte Heimweh nach der

Schweiz. Während der Umzug für meine Eltern eine Art Rückkehr zu ihren Wurzeln war, war er für mich ein Schock: vom urbanen Montreal in ein kleines bayerisches Dorf, von einer international geprägten Schule in eine, in der tiefstes Bayerisch gesprochen wurde und meine Mitschüler mich wegen meines starken Akzents aufzogen. »Kaff da mal a Packerl Deutsch!« Ich verstand weder, was sie sagten, noch konnte ich nachvollziehen, warum man wegen der Sprache gehänselt wurde. Kurzum, ich fühlte mich fremd und hatte großes Heimweh nach Kanada. Mein bester Freund in dieser Zeit war mein Bruder. Durch die ganzen Umzüge waren wir immer wieder »die Neuen« in der Schule gewesen, was uns zusammengeschweißt hatte. Allerdings gab es noch eine weitere Sache, die mir das Leben in der neuen Heimat einfacher machte: der Sport.

Sport als Schlüssel zur Gemeinschaft

Der Sport half mir in dieser Zeit, in der ich mich fremd und allein fühlte. Er besänftigte nicht nur meine Hummelschwärme, sondern ich wurde auch Teil von etwas: Ich war Mitglied im Schwimmverein und spielte in der Tennismannschaft jeden Samstag im Sommer Punktspiele. Ich liebte diese Kämpfe auf dem Platz sogar bei flirrender Hitze, um anschließend glücklich und erschöpft den roten Sand von meinen Beinen zu waschen. Und ich liebte es, Teil eines Teams zu sein. Was mich am Tennis schon immer faszinierte, war die mentale Stärke, die man für diesen Sport braucht. Ich erinnere mich an ein Spiel, bei dem meine Gegnerin körperlich wesentlich stärker war als ich – und so führte sie im ersten Satz mit 5:1. Normalerweise gibt man in einer solchen Situation den ersten Satz auf, um Kraft für den nächsten zu sparen, aber das kam für mich nicht infrage. Ich wollte es wissen – und ich motivierte mich selbst so sehr, dass ich diesen ersten Satz letztlich mit 7:5 gewann. Ich verlor keines der sechs Spiele und verunsicherte so meine Gegnerin dermaßen, dass ich auch den zweiten Satz gewann. In dieser Situation lernte ich eines: Wenn du mental stark bist, kannst du körperlich alles schaffen. Wie wichtig diese Erkenntnis in meinem späteren Leben noch sein sollte, konnte ich damals nicht ahnen. Aber dass der Kopf, das Mentale, der Schlüssel zum Erfolg ist, ist mir seit diesem Tag klar. Und etwas anderes kristallisierte sich heraus: Das Motivieren anderer lag mir – und so wurde ich Mannschaftsführerin. Ich war nun also diejenige, die am Abend vorher auf der Party die Mädels einsammelte und sie daran erinnerte, dass am nächsten Morgen ein Punktspiel anstand. Umso stolzer war ich über den Aufstieg unserer Mannschaft. Neben diesen ganzen Erkenntnissen brachte mir das Tennisspiel auch eine meiner besten Freundinnen: Lena war ebenso aktiv wie ich, und endlich hatten meine Hummeln Gesellschaft! Wir spielten zusammen Doppel und wurden auf dem Platz und im wahren Leben ein unschlagbares Team.

Meine zweite Leidenschaft neben dem Tennis waren die Berge. Im Sommer fuhr ich mit meiner Familie zum Wandern nach Südtirol, im Winter ging es auf die Skipiste. Diese Liebe habe ich wohl Mami zu verdanken, als Schweizerin hatte sie sie einfach im Blut. Auch heute bedeutet es für mich die absolute Freiheit, in den Bergen zu sein – ob wandernd, kletternd oder auf Skiern. Sport war mir schon immer extrem wichtig. Hier konnte ich mich austoben, fand einen Ausgleich und wurde Teil von etwas Größerem. Seitdem ich denken kann, bin ich in schneller und andauernder Bewegung. Und keine Sekunde hätte ich mir je ausgemalt, dass die Möglichkeit, Sport zu treiben, gefährdet sein könnte.

Zürich: Eine einzige Party

Das Thema Reisen kam wieder auf, als ich mit 16 Jahren die Schule wechselte. Ich war nun in einer Klasse, die mich an meine Schulzeit in Kanada erinnerte. Nicht in Bezug auf die Nationalitäten, vielmehr herrschte hier eine ähnliche Unvoreingenommenheit. Das Thema Reisen spielte auch eine große Rolle, und viele meiner Klassenkamerad*innen gingen nach dem Abitur auf große Reise. Ich nicht. Ich entschied mich für einen konservativen Weg und beschloss, eine Lehre als Hotelfachfrau zu machen. Bereits zu Schulzeiten hatte ich im Hotel meines Vaters gearbeitet und konnte mir zu diesem Zeitpunkt keinen anderen Beruf vorstellen. Mit all den internationalen Gästen kommunizieren – im Grunde fühlte sich das schon wie Reisen für mich an! Ich saugte die Geschichten der Gäste auf und quetschte sie aus: »Wo kommt ihr her?«, »Was macht ihr in München? Gefällt es euch?«

Bevor ich mich jedoch für die Hotellaufbahn entschied, hatte ich von der Theaterschauspielerei geträumt. Den Ausschlag gegeben hatte das »Zwölftklassspiel« auf der Waldorfschule, in dem ich die Hauptrolle gespielt hatte. Auf der Bühne zu stehen und die Herzen der Menschen zu berühren faszinierte mich zutiefst. Dass ich das auf eine ganz andere Weise später ausüben würde, auch das konnte ich damals noch nicht ahnen.

Meine Mami riet mir, zunächst etwas »mit Hand und Fuß« zu machen, und so begann ich meine Ausbildung in einem Airporthotel. Eine verrückte Zeit. Es war stressig mit Schichtdiensten und einer strengen Hierarchie, aber kein Tag glich dem anderen! Man kam mit so vielen verschiedenen Menschen in Kontakt, und dass man vergessene Sexspielzeuge fand oder von einem halbnackten Spieler des FC Bayern die Tür geöffnet bekam, waren nur kleine Anekdoten aus der völlig verrückten Hotelwelt. Dennoch gab es nach wie vor diesen einen großen Traum, an den mich nicht nur der Zettel mit dem japanischen Sprichwort an meinem Badezimmerspiegel erinnerte: meine Weltreise. Da ich während meiner Reise nicht ständig arbeiten wollte, um mir den Spaß zu finanzieren, beschloss ich, erst Geld zu verdienen und dann zu starten. Und wo kann man relativ schnell doppelt so viel Geld verdienen wie an anderen Orten? Richtig: in der Schweiz. Außerdem war meine erste große Liebe gerade in die Brüche gegangen, und es sprach nichts gegen etwas räumlichen Abstand. Ich bewarb mich in einem Airporthotel in Zürich und wurde als Rezeptionistin eingestellt. Der erste Schritt auf dem Weg zu meinem großen Traum – und der Startschuss für eine unvergessliche Zeit.

Ich hatte Glück, denn drei meiner Freunde aus der Berufsschule zogen auch nach Zürich, und so erkundeten wir gemeinsam diese wunderschöne Stadt. Nahe an den Bergen gelegen mit einem traumhaften See und meinen Schweizer Verwandten in der Nähe – Zürich entwickelte sich schnell zur echten Herzensstadt. Nicht nur, dass ich nach Lust und Laune Ski fahren und wandern konnte, auch die Arbeit erwies sich als Jackpot, denn unser Team war das beste, das man sich wünschen konnte. Wir wohnten zusammen, gingen zusammen feiern und hatten wirklich die Zeit unseres Lebens. Hier gab es kein Gegeneinander, keine ausgefahrenen Ellbogen, keine Rivalitäten. Hier gab es einfach nur Teamwork – und innige Herzensfreundschaften. Zusätzlich gab es für dieses Team in Zürich etwas, das mit Anfang 20 verdammt wichtig ist: ein Hammernachtleben! Wir feierten jedes Wochenende, tanzten ganze Nächte in den Clubs durch. Da hatte ich endlich ein weiteres Ventil für meine Hummelschwärme.

Aber Tanzen war noch mehr für mich, denn es fühlte sich an, als würde ich bei mir selbst ankommen. Als wäre ich in diesen

Momenten ganz tief in mir verwurzelt und würde meinen eigenen Körper endlich richtig kennenlernen. Seitdem tanze ich mit großer Leichtigkeit – ein befreiendes Gefühl. Ein absolutes Zürichhighlight und ein Symbol für die große Unbeschwertheit meines damaligen Lebens war die Street Parade, während der sich ganz Zürich in eine einzige Tanzfläche verwandelt. Viele Freunde aus Bayern kamen mich besuchen und feierten mit. Einmal war ich sogar mit meinem Kumpel Ronny, der auch Teil von Team Zürich war, zusammen auf einem Lovemobile. Ich werde es nie vergessen, wie frei ich mich fühlte, als wir bei bestem Wetter auf einem der Bühnenwagen durch die tanzende Menge vom Bellevueplatz zum Bürkliplatz fuhren. Pünktlich zum Sonnenuntergang machte dann das Lovemobile auf der Brücke halt, und es schien, als würde die Welt für einen Moment stillstehen: Südlich vor uns lag der Zürichsee mit seinen unzähligen Booten, auf denen auch Menschen feierten und tanzten. Im Hintergrund sah man die Berge, und Richtung Norden hatte man die beste Sicht auf die Wahrzeichen Zürichs: den Limmat mit dem Großmünster, die Kirche Frauenmünster und die Kirche St. Peter mit dem größten Ziffernblatt Europas. Wie sehr ich diese Stadt liebte!

Meinen 24. Geburtstag feierte ich mit 20 Leuten in meiner 19 Quadratmeter großen Einzimmerwohnung, und alle, die ich eingeladen hatte, waren gekommen. Ich weiß noch, wie ich an diesem Abend dachte, wie perfekt mein Leben doch war. Am liebsten hätte ich die Zeit angehalten und mich für immer so geliebt, so glücklich, so akzeptiert gefühlt. Auf dem »Zürifäscht« tanzte ich im Rosengarten in der Altstadt mit meinen liebsten Freunden zu elektronischer Musik, als wenn es kein Morgen gäbe.

In dieser Nacht schworen wir uns: Egal, wo in der Welt wir uns gerade aufhalten würden, egal, was uns im Leben zustoßen würde, wir würden uns alle drei Jahre wieder hier beim Zürifäscht treffen, um den besonderen und außergewöhnlichen

Spirit unseres »Kreis des Vertrauens« zu feiern. Eine der wichtigsten Personen in meinem Leben war damals schon Vali, eine meiner besten Freundinnen seit der Schulzeit. Wir drückten jahrelang gemeinsam die Schulbank, paukten für die Abschlussprüfung und erlebten parallel die erste große Liebe sowie die darauffolgende erste schmerzhafte Trennung. Wir feierten gemeinsam als Singles und tobten uns auf sämtlichen Tanzflächen aus. Auch mit ihr waren meine Hummelschwärme in bester Gesellschaft. Während meiner Zeit in Zürich besuchte mich Vali regelmäßig und versprach mir, mich auf einem Teil meiner großen Weltreise zu begleiten. Dass ausgerechnet diese Reise uns für immer noch enger zusammenschweißen würde, konnten wir damals nicht ahnen.

Eines Nachts hatte ich einen Traum. Ich träumte von einer wunderschönen Landschaft, einem kristallklaren See, umgeben von Bergen, hohem Gras, das sich sanft im Wind wog, und keiner Menschenseele weit und breit. Sogar einen Tennisplatz gab es an diesem magischen Ort. Dieser Traum erinnerte mich an meine Reise. An mein Warum, den Grund, warum ich ursprünglich nach Zürich gekommen war. An dem Morgen nach diesem Traum fing ich meine Reiseplanung an. Da es viele kleine Schritte benötigt, um Großes im Leben zu erreichen, lief ich für meinen Traum los.

Ich eröffnete ein Sparkonto und überwies jeden Monat mein gesamtes Erspartes. Ich informierte mich über die verschiedenen Möglichkeiten, eine Weltreise zu machen, und entschied mich für ein »Around the World«-Ticket. Darin enthalten sind fünfzehn Flüge mit einer einzigen Bedingung: Alle Flüge müssen in eine Richtung gehen. Ich war so motiviert, dass ich einen meiner engsten Freunde für die Reise begeistern konnte: Philipp. Auch er legte sich ein Sparkonto an, und gemeinsam studierten wir an den Feierabenden die Weltkarte. Wo sollte es hingehen? Bald standen folgende Länder fest: Thailand, Vietnam, Kambodscha, Australien und Neuseeland und Kanada. Ich kann mich noch daran erinnern, als ich auf der Landkarte den australischen Ort »Surfer's Paradise« entdeckte. Mir fiel regelrecht die Kinnlade runter, denn genauso hatte ich mir Down Under immer vorgestellt: ein Paradies mit weißen Sandstränden, auf denen Kängurus herumhüpften, Koalas in den Bäumen chillig Eukalyptus vor sich hin mampften und eine unfassbare Farbenpracht in der Unterwasserwelt des Great Barrier Reef. Eines faszinierte mich aber noch mehr: der Uluru, wie die Aborigines ihren heiligen Berg, den Ayers Rock, nennen. Wie kann in der Mitte eines so riesigen Kontinents bitte ein einzelner Berg stehen? Das kann einfach nur ein spiritueller Ort sein – den wollte ich sehen, weil Spiritualität seit meiner Kindheit eine große Rolle für mich gespielt hatte. Ein Interesse, das mir – ebenso wie die Liebe zu den Bergen – Mami vermittelt hatte.

2

Mami

Reiseplanung und schlechte Nachrichten

Leben ist das, was passiert,
während du fleißig dabei bist,
andere Pläne zu schmieden.

JOHN LENNON

Nichts im Leben ist Zufall. Alles, was uns passiert oder eben nicht passiert, ergibt einen Sinn. Aus heutiger Sicht kann ich aus tiefstem Herzen sagen, dass das stimmt, denn das haben mich meine Erfahrungen gelehrt. Aber auch als junges Mädchen habe ich fest daran geglaubt. Meine Mami war ein sehr spiritueller Mensch und hat mir früh einen Raum dafür geöffnet. Zu einer Zeit, in der Gleichaltrige das Ganze vielleicht als »Esoquatsch« abgetan hätten, wusste ich, dass ich nicht zufällig auf dieser Welt bin. Dass ich nicht zufällig das Kind dieser Eltern bin. Dass ich nicht zufällig diese, also meine Erfahrungen mache.

Mami war in allen Belangen ein sehr wichtiger Mensch für mich. Sie war meine beste Freundin, meine Ratgeberin, meine Mentorin. Egal was passierte, sie fand immer die richtigen Worte, sie war mein ganz persönlicher Herzensmensch. Auf ihre Intuition und ihren Rat konnte ich mich immer verlassen. Natürlich war ich in vielem einfach ein Teenie, der mit dem Kopf durch die Wand wollte und genau das Gegenteil machte von dem, was sie mir geraten hatte – um am Ende kleinlaut und reumütig zuzugeben, dass sie recht gehabt hatte ... Aber man muss schließlich auch auf die Nase fallen und seine eigenen Erfahrungen machen, um sich weiterzuentwickeln. Trotzdem war es schön, eine so starke und intuitive Beraterin an meiner Seite zu wissen.

Ich erinnere mich noch gut an einen handgeschriebenen Zettel von ihr, der auf dem Boden lag, als ich nach Zürich zog: »Folge Deinem Herzen und suche Deine Wurzeln im Leben.« Und genau das war es, wonach ich immer suchte – allein schon aufgrund der vielen Umzüge in meinem Leben.

Als mein Vater mich also eines Tages anrief und mir sagte, dass Mami im Krankenhaus lag, zog es mir den Boden unter den Füßen weg. Mein starkes Fundament, das Gefühl, so unantastbar sicher zu sein, wankte. Er erzählte mir, dass sie nachts immer öfter nur schlecht Luft bekam und dass man das nun abklären müsse. Als es zunächst hieß, es sei alles so weit in Ordnung, war die Erleichterung groß. Doch kurz darauf erhielten wir eine niederschmetternde Diagnose: Krebs. Kaum zu glauben, wie sehr fünf Buchstaben eine bislang heile Welt erschüttern können. Fünf Buchstaben, die dafür sorgten, dass wir in eine Art Schockstarre verfielen. Mami hatte Krebs in der Flüssigkeit der Pleura, also einer Flüssigkeit, die die Lunge umgibt. Als sie mir das am Telefon sagte, schossen mir tausend Gedanken durch den Kopf: »Braucht sie eine Chemo?«, »Wie stehen ihre Chancen?«, »Wird sie ihre Haare verlieren?« Einzig überschattet von dem einen Gedanken in warnenden Neonfarben: Sie ist doch viel zu jung zum Sterben!

Ich konnte nicht aufhören, daran zu denken, dass meine Eltern doch gerade kurz vor ihrem Umzug in die Schweiz standen. Jahrelang hatte Mami großes Heimweh gehabt, und endlich war ihre Wohnung in Sargans so gut wie fertig! Ich konnte mir nicht vorstellen, dass dieser Traum für sie nicht wahr werden sollte. Noch viel weniger konnte ich mir jedoch ein Leben ohne sie vorstellen. Sie durfte einfach nicht sterben.

Punkt! Zu diesem Zeitpunkt war ich 22 Jahre alt, und das Thema Krankheit hatte in meinem Universum keine Rolle gespielt. In meinem Leben drehte sich alles um Familie, Freunde, meine Arbeit, Partys und meine bevorstehende Weltreise. Krankheit und Tod kamen mir unendlich weit weg vor. Am Telefon war Mami so positiv, und sie versicherte mir, dass sie den Kampf gegen den Krebs gewinnen und wieder gesund werden würde. Sie war schließlich eine Kämpferin, und überhaupt sei die Diagnose für uns Familienmitglieder viel schlimmer als für sie selbst. Wir sollten alle positiv sein, nur das würde ihr Kraft geben. Somit war ich einigermaßen beruhigt. Sie würde wieder gesund werden, na klar, etwas anderes kam schließlich überhaupt nicht infrage! Ich versuchte, das Beste aus der Situation zu machen und mich abzulenken. Ich stürzte mich also in die Arbeit und meine neue Position als Schichtleiterin, traf meine Freunde, machte Party. Meine Weltreise legte ich erst einmal auf Eis.

Mami begann alle notwendigen Therapien. Bei jedem Besuch zu Hause fiel mir auf, dass sie immer dünner und schwächer wurde – ein schlimmer Anblick, was die Krankheit aus dieser starken Person machte. Nur ihre Worte, dass sie überzeugt davon war, gesund zu werden, und dass es ihr nicht helfen würde, wenn wir traurig seien, trösteten mich ein wenig. Ein Dreivierteljahr nach der Diagnose klingelte mein Telefon. Mami war dran, sie sprudelte fast über vor Freude, was man daran merkte, dass sie ins Schweizerdeutsche verfiel – wie immer, wenn sie sich über etwas sehr freute: »Tina, mein Onkologe hat mich angerufen. Meine Laborwerte sind da, ich bin gesund! Alles wird gut, du kannst jetzt deine Weltreise buchen!« Ich war unbeschreiblich glücklich und erleichtert. In diesem Moment fiel mir kein Stein vom Herzen, sondern eine ganze Felswand auf den Boden! Mami war gesund – jetzt wurde alles wieder gut.

Philipp und ich kramten den Atlas erneut hervor, um unsere Reise endlich final zu planen. Nach langem Hin und Her stand es schließlich fest: In drei Monaten, am 20. März 2006, sollte es losgehen. An diesem Tag würde ich also endlich anfangen, meinen großen Traum wahr werden zu lassen. Im Detail würde alles so aussehen: Von München sollte es nach Bangkok gehen, durch Südostasien weiter nach Singapur, von dort aus weiter nach Perth, um dann mehrere Monate durch Australien zu reisen. Anschließend standen noch Los Angeles, New York und Kanada auf unserem Plan. Ich hatte schon öfter davon gehört, dass Leute ihre Weltreise abbrechen mussten, weil ihnen das Geld ausgegangen war. Das sollte uns auf keinen Fall passieren! Wir beantragten ein »Work & Travel«-Visum für Australien und bekamen es nach wenigen Wochen bewilligt, und so buchten wir unser »Around the World«-Ticket. Ich kann mich noch gut daran erinnern, wie mein Herz tanzte, als ich die Mail mit meinem elektronischen Ticket öffnete. Endlich sollte sich mein großer Traum erfüllen – und hier war nun die erste Tür, durch die ich dafür ging.

Schritt für Schritt gingen wir weiter auf dem Weg zum großen Abenteuer: Ich kündigte meinen Job, verkaufte mein Auto, managte meinen Umzug zurück nach München und kümmerte mich um eine Auslandskrankenversicherung. Es gab zwar irre viel zu tun, aber alles fühlte sich durch die riesige Vorfreude leicht an. Nur eines nicht: der Gedanke daran, Zürich und der bisher besten Zeit meines Lebens den Rücken zu kehren. Solche Freunde wie diese findet man nicht oft im Leben, aber tief in meinem Herzen war ich mir ganz sicher, dass die bevorstehende Zeit auf Reisen alles bisher Dagewesene noch übertreffen würde. Schließlich gibt es keinen besseren Grund, Altes loszulassen, als den, sich seinen Herzenstraum zu erfüllen. Dieser Gedanke machte mir den schweren Abschied doch auch ein bisschen leichter. Apropos Abschied: Philipp und ich schmissen die größte und legendärste Abschiedsparty, die es im Personalhaus jemals gegeben hatte. So eine Hammerzeit verdiente einfach ein Hammerfinale!

Meine Entscheidung, meinen sicheren Job zu kündigen und auf Weltreise zu gehen, stieß jedoch nicht nur auf Verständnis. Ich kann mich noch gut an den entsetzten Blick einer Kollegin erinnern, als sie mich fragte, wie ich später die Lücke in meinem Lebenslauf erklären wolle und was mein Vater als erfolgreicher Hotelier zu meiner Entscheidung sagen würde. Ihre Frage spiegelt ganz gut wider, welches Gefühl einem bei derartigen Lebensentscheidungen oftmals von außen vermittelt wird. Sie brachte mich zum Nachdenken: Ich war schließlich brav zur Schule gegangen, hatte in der Ausbildung geschuftet, dann sollte es jetzt doch weitergehen auf der Karriereleiter, oder? Mit Mitte 20 eine Weltreise machen – wie sieht das aus in der Vita? Was sollen denn die zukünftigen Chef*innen dazu sagen? Natürlich denken bei Weitem nicht alle so – und gerade heute, so viele Jahre später, hat sich die Einstellung zu Lücken im Lebenslauf und der Work-Life-Balance ziemlich verändert. Heute wird es positiv gesehen, wenn man sich eine Auszeit, ein Sabbatical nimmt und auf die Suche nach sich selbst geht. Damals sprach meine Kollegin aus, was viele vielleicht dachten. Doch obwohl mich ihre Worte zum Nachdenken brachten, war mir bereits damals klar: Ich lebe mein Leben nicht nach den Erwartungen anderer. Es zählt einzig und allein, was man von seinem eigenen Leben erwartet, nach welchen Werten man es leben möchte und wie man für sich persönlich Erfolg definiert. Mein Vater reagierte übrigens sehr gelassen auf meine Pläne und sagte, dass er selbst so oft gereist sei und dabei die wichtigsten Erfahrungen gemacht und seinen Horizont extrem erweitert habe. Zudem würde es ihn als erfolgreichen Hotelier immer beeindrucken, wenn jemand viel herumgekommen sei und sich dann um eine Stelle bewerbe. Auf die Frage nach Erfolg hatte ich zudem bereits damals beschlossen, lieber barfuß zum Strand zu laufen, als mit dem Porsche ins Büro zu fahren. Ich wollte mein eigenes Leben leben – es nach meinen Werten und Vorstellungen gestalten. Meine Eltern bestätigten mir, dass es wichtig sei, dem

Ruf des eigenen Herzens zu folgen und nicht dem hinterherzujagen, was die Gesellschaft von einem erwartete. Ich bin sehr dankbar dafür, mit dieser freien Einstellung aufgewachsen zu sein.

Mr. Schicksal ist ein mieser Verräter

Drei Wochen später fuhr ich wegen der letzten Reisevorbereitungen über das Wochenende noch einmal nach Hause. Mami gefiel mir irgendwie überhaupt nicht. Sie sah schlecht aus und hatte große Schmerzen im Rücken. Außerdem waren die Atembeschwerden wieder da. Ich hatte ein ungutes Gefühl und wollte sie eigentlich nicht allein lassen, aber ich musste wegen der Arbeit zurück nach Zürich. Schweren Herzens fuhr ich.

Am nächsten Tag rief Papi an. Er klang sehr besorgt: »Du, Mami geht's wieder schlecht. Sie ist zurück in der Klinik.« Dieser Satz fuhr mir durch Mark und Bein, plötzlich waren sie wieder da, die ganzen Felsbrocken auf meinem Herzen. Das durfte einfach nicht sein! Nicht Mami, nicht jetzt, so kurz vor der Reise. Mein erster Impuls war eine sofortige Absage der Reise. Wie sollte ich denn um die Welt reisen, wenn es meiner Mutter so schlecht ging? Was, wenn ihr etwas passieren würde, und ich wäre nicht da? Dennoch konnte ich in dem Moment keine klare Entscheidung treffen, und – ganz ehrlich – vielleicht *wollte* ich es auch gar nicht. Ich wollte, dass Mami mir sagte, dass ich die Reise stornieren solle. Ich wollte diesen Satz aus ihrem Mund hören. Als ich sie in der Klinik anrief, hörte ich, wie schwer sie Luft bekam. Da wurde mir das erste Mal bewusst, wie schlecht es um sie stand. »Wirst du schneller gesund, wenn ich meine Reise absage?«, hakte ich nach, als ich lange keine Antwort auf meine Frage bekommen hatte. »Mir wäre es am liebsten, wenn du deine Reise verschieben könntest.« Dieses Telefonat war so emotional, mir liefen kontinuierlich Tränen über das Gesicht.

Ich presste hervor: »Ich verschiebe die Reise, und du versprichst mir hoch und heilig, dass du wieder gesund wirst!« – »Ich verspreche es dir!« Das war das Einzige, was sie aufgrund ihrer Atembeschwerden herausbekam. Auch sie weinte.

Nach dem Telefonat beruhigte ich mich mit dem Gedanken, dass alles seinen Sinn hatte und dass dieses »Opfer« meiner Mutter vom Universum irgendwann doppelt auf mich zurückkommen würde. Ich glaubte das zu diesem Zeitpunkt wirklich – und dieser Gedanke wird nur ein Jahr später auf einer Intensivstation am anderen Ende der Welt eine Rolle spielen. Damals wusste ich einfach nur, dass ich mir den Rest meines Lebens Vorwürfe machen würde, wenn Mami etwas zustoßen würde – und ich wäre nicht da. Wie würde ich außerdem in dieser Situation meinen Traum erleben? Ich wäre zwar auf Reisen, aber in Gedanken die ganze Zeit zu Hause. Ich wäre nicht frei. Ich hatte meine Entscheidung also bereits getroffen, als wir die niederschmetternde Diagnose erhielten: Der Krebs war zurück – und dieses Mal auch mit Metastasen in den Knochen. Von jetzt an war die Gesundheit meiner Mutter unsere oberste Priorität und alles andere zweitrangig. Nur Philipp tat mir leid, er hatte sich so auf die Reise gefreut und auch wie ich seinen Job gekündigt. Ich wusste aber, er würde dieses Abenteuer nicht ohne mich machen. Erschwerend kam hinzu, dass er zu diesem Zeitpunkt 28 Jahre alt war und man »Work & Travel« nur bis 30 machen kann. Auch wenn mir in dieser Situation keine andere Wahl blieb, als die Reise abzusagen, tat es mir unendlich leid für ihn. Philipp beschloss, erst einmal zurück nach Potsdam zu ziehen und zu schauen, wie es für ihn weitergehen könnte.

Das Letzte, was ich in meiner Herzensstadt Zürich erledigte, war, mir einen Backpack zu kaufen. Ich war fest entschlossen, in einem Jahr nach Australien zu reisen. Zu Hause hängte ich ihn an meinem Bett an die Wand, denn er sollte mich jeden Tag an meinen großen Traum erinnern.

Drei Tage später besuchte ich Mami in einer Klinik in der Nähe von Innsbruck. Bei ihrem Anblick umklammerte die Angst mein Herz. Sie war so abgemagert und schwach, dass ich es kaum ertrug. Wie konnte eine so starke Person in so kurzer Zeit dermaßen abbauen? Der Krebs stand ihr ins Gesicht geschrieben, und ich war heillos überfordert mit dieser Situation. Mein Vater war bereits auf das Schlimmste vorbereitet, aber ich weigerte mich, daran überhaupt nur zu denken. Ein Leben ohne Mami, wie sollte das gehen? Ich war 24 Jahre alt und nicht bereit dazu, meine wichtigste Ratgeberin und Mentorin gehen zu lassen. Dann kam der 31. März 2006, Mamis 57. Geburtstag.

Mittags rief jemand aus der Klinik an und bat uns, so schnell wie möglich zu kommen, weil es ihr sehr schlecht ginge. Mein Vater fuhr sofort los. Ich wartete auf meinen Bruder, der damals in Nürnberg studierte, und wir fuhren zusammen ins Krankenhaus. Als wir dort ankamen, folgten die drei seelisch schmerzhaftesten Tage meines Lebens. Papi, Thomas und ich wechselten uns ab, sodass immer jemand am Bettrand saß, denn wir wollten sie keine Sekunde allein lassen. Mami kämpfte mit jeder einzelnen Zelle um ihr Leben. Sie war so kurz davor, sich ihren großen Traum zu erfüllen: endlich wieder in ihre geliebte Schweiz zu ziehen. Der Umzug war lange für den 1. April, also einen Tag nach ihrem Geburtstag, geplant gewesen. Am ersten Tag an ihrem Bettrand sagte mir Mami immer wieder, wie wahnsinnig stolz sie auf mich sei. Und dass sie mich liebe. Mein Vater organisierte einen Pfarrer, der ihr die Krankensalbung, die sogenannte letzte Ölung, gab. Wir standen an ihrem Bett, und uns rannen die Tränen herunter. Drei Tage lang betete ich, dass ein Wunder geschehen und sie wieder gesund werden möge. Am dritten Abend, kurz nachdem ihr Bruder und ihre Schwester aus der Schweiz sie noch einmal besucht hatten, kam der Pfarrer und vermählte meine Eltern. 25 Jahre lang waren sie standesamtlich verheiratet gewesen und hatten immer auch kirchlich heiraten wollen. Für meinen Vater war das wichtig, und so waren mein Bruder und ich Trauzeugen. Das war der Moment, an dem ich das alles nicht mehr packte. Ich dachte mir, dass kein Mensch so etwas aushalten könne, dass ich mich in meinem schlimmsten Albtraum befände. Doch es war kein Traum, es war die Realität – die schlimmste Zeit meines bisherigen Lebens. Von diesem Moment an betete ich nicht mehr für ein Wunder, ich betete für ihre Erlösung. Mami war immer eine starke Persönlichkeit gewesen, die ein selbstbestimmtes Leben lebte. Sie nun so zu sehen, brach mir das Herz. Noch am selben Abend, zwei Tage nach ihrem Geburtstag, starb Mami im Kreise meines Vaters, meines Bruders und mir. Ihr letzter Blick galt meinem Vater.

Drei Tage lang hatte die Sonne geschienen, keine einzige Wolke war zu sehen, und es war für Anfang April ungewöhnlich heiß gewesen. Einen Tag nach ihrem Tod aber goss es aus Eimern. Es war, als würde die Welt weinen um diesen außergewöhnlichen Menschen, den sie verloren hatte. Doch im Grunde weinte der Himmel aus Freude, dass er eine seiner größten Seelen wieder zurückbekommen hatte. In dem Moment, in dem Mami starb, hielt ich irgendwie automatisch meine Armbanduhr an. Ohne vorherige Absprache tat mein Bruder das Gleiche. Zuerst wollte ich einfach nur den genauen Todeszeitpunkt wissen, und dann wollte ich diese Armbanduhr nicht mehr wieder zum Laufen bringen – als Symbol, dass auch ein großer Teil meines Herzens gestorben war und nicht wieder schlagen wollte. Doch am nächsten Tag, exakt zwölf Stunden später, lief meine Armbanduhr zur richtigen Zeit wieder, ohne dass ich sie bewusst berührt hatte. Ich sah das als ein Zeichen von Mami. Sie wollte nicht, dass ich einen Teil meines Herzens begrub. Ich denke, sie wollte mir damit sagen, dass der Tod nicht das Ende der Zeit, sondern der Tod die Fortsetzung des Lebens war. Und dass sie selbst immer in irgendeiner Form bei mir sein würde. Es mag also sein, dass die Zeit für Mami nicht mehr weiterticken würde – für mich aber tut sie es.

Trauern, um zu heilen

Simba, let me tell you something my father told me.
Look at the stars. The great kings of the past are up there,
watching over us. So whenever you feel alone,
just remember that those kings will always be there
to guide you. And so will I!

MUFASA ZU SEINEM SOHN IN DISNEYS KÖNIG DER LÖWEN

Am Anfang realisierte ich noch gar nicht wirklich, dass Mami nicht mehr da war. Ich stürzte mich in die Organisation der Beerdigung und kümmerte mich um die ganze Bürokratie. Das war auch alles nicht ganz so einfach, da sie in Österreich gestorben war, in Deutschland gelebt hatte und in der Schweiz beerdigt werden sollte. Mamis größter Wunsch war es, in ihrer Heimat Sargans am Fuße ihres Lieblingsberges, dem Gonzen, beerdigt zu werden. Am Tag ihrer Beerdigung strahlte die Sonne vom Himmel. Vorher hatte ich Angst, dass ich zusammenbrechen würde, aber am Tag selbst fühlte ich eine Art innerer Stärke. Mein gesamter Zürcher Freundeskreis war gekommen, und auch das gab mir Kraft.

Ab diesem Moment beginnt man langsam zu begreifen, dass der geliebte Mensch nicht mehr da ist. Man kommt nach Hause und spürt in jeder Zelle seines Körpers eine tiefe Leere. Sie ist nicht nur für drei Wochen in den Urlaub gefahren, kommt dann braun gebrannt und voller schöner Erinnerungen zurück. Nein, sie ist weg – für immer. Egal wohin ich in unserem Haus blickte, alles erinnerte mich an sie. Aber sie selbst war nicht mehr da.

Anfangs schreckte ich jede Nacht aus dem Schlaf hoch, und mein erster panischer Gedanke war immer, dass Mami nun nicht mehr da war. Was alles noch schlimmer machte, war die Tatsache, dass ich in so einer Situation meine beste Freundin angerufen hätte, aber ich konnte sie nicht mehr anrufen, weil sie nicht mehr da war. Mein Kopf wusste genau, dass ihr Tod eine Erlösung für sie gewesen war und dass Mami in mir weiterleben würde. Mein Herz dagegen trauerte – und es war wichtig, dieser Trauer Raum zu geben. Jeder Mensch trauert auf seine Weise, und somit kann auch jeder für sich entscheiden, wie lange er trauern möchte. Man sollte hier einzig auf das eigene Herz hören. Und das tat ich. Also sagte ich die große Geburtstagsparty, die Lena und ich gemeinsam zu unserem 25. Geburtstag schmeißen wollten, ab. Mir war wirklich nicht nach Feiern zumute.

In diesen Tagen schrieb ich in meinen Tagebucheinträgen oft davon, dass es wohl besser sei, nie wieder einen Menschen so nahe an mich heranzulassen, nie wieder jemanden so tief in mein Herz zu schließen, um mich vor diesem Schmerz zu schützen, den man beim Verlust dieses Menschen empfindet. So weit der Plan. Aber wie so oft ließ sich die Theorie nicht einfach in die Praxis umsetzen. Ich erkannte mit der Zeit, dass ich diese Mauer um mein Herz nicht aufrechterhalten konnte und dass letztlich der einzige Mensch, vor dem ich mein Herz verschloss, ich selbst war. So lassen sich auch keine Beziehungen eingehen – weder zu Freunden noch in der Liebe.

Wer sein Herz öffnet, der kann irgendwann erleben, dass es auch gebrochen wird – das ist der Deal. Aber ein gebrochenes Herz ist immer ein Zeichen dafür, dass man geliebt hat. Und genau deshalb lohnt es sich, im Leben »alles aufs Ganze« zu setzen und dafür echte Liebe zu fühlen – ohne wollte ich kein Leben führen. Ich wollte auch nicht mit angezogener Handbremse durchs Leben gehen. Ich erkannte: Trauern heißt auch lieben! Im ersten Moment fühlte ich nur diesen Schmerz, weil Mami nicht mehr da war – und das ist keine Art Schmerz, die man fühlen möchte! Trauern ist lediglich ein Aspekt der Liebe: Diese Erkenntnis half mir. Alle Gefühle, auch schmerzhafte, können nur heilen, wenn man sie durchlebt.

Das Allerschlimmste war jedoch, meinen Vater so leiden zu sehen. Natürlich mindert das nicht den Verlust eines Kindes, das einen Elternteil verliert, aber Kinder gehen irgendwann aus dem Haus, um ihr eigenes Leben zu leben. Für meinen Vater waren diese 25 gemeinsamen Jahre mit Mami sein Leben. Die beiden hatten Pläne für die Zukunft, wollten in die Schweiz ziehen und zusammen alt werden. Für mich war mein Vater immer ein Fels in der Brandung, denn er war stark und stand mir immer mit Rat und Tat zur Seite. Ihn so leiden zu sehen, brach mir das Herz. Hatte ich ursprünglich meine Weltreise storniert, um für Mami da zu sein, so blieb ich nun, um an der Seite meines Vaters und meines Bruders zu sein. Ich wollte und konnte nicht an die Reise denken, stattdessen wollte ich einfach bei meiner Familie sein und gemeinsam mit ihr trauern.

Denke ich heute an diese Zeit zurück, dann ist mir bewusst, wie wichtig Trauern für die Heilung ist. Dadurch, dass ich so intensiv um Mami getrauert hatte, konnte mein Herz heilen. Wie mit einem Stachel in einer Wunde: Erst wenn man ihn zieht, kann die Wunde heilen und eine Narbe hinterlassen. Daher kann ich heute voller Liebe und nicht voller Schmerz an meine Mutter denken – auch wenn mich die Narbe natürlich für den Rest meines Lebens begleiten wird. Es kommt also zu einem Wandel von einer verletzenden zu einer heilenden Trauer. Wenn wir um jemanden trauern, ist es ein Zeichen, wie sehr wir diesen Menschen lieben. Wir brauchen diese ganze Bandbreite an Gefühlen, denn wenn man sie alle gespürt hat, nimmt der Schmerz mit der Zeit ab. Es war mir wichtig, durch diesen schmerzhaften Prozess zu gehen, weil ich nicht wollte, dass mein Schmerz so endgültig war wie Mamis Tod, dass er mich den Rest meines Lebens begleitete. Das wäre auch das Letzte gewesen, was Mami gewollt hätte. Ja, ein Teil von mir ist durch den Tod meiner

Mutter gestorben, aber sie hat mir auch einen Teil von sich hinterlassen – diesen Teil wollte ich ehren und ihren Spirit in die Welt tragen. Ihr letzter Satz war, dass sie immer stolz auf mich gewesen war, und das sollte sie auch weiterhin sein können. Obwohl sie nicht mehr da war.

Ich habe mich oft bewusst damit auseinandergesetzt, warum sie in meinem Leben so eine wichtige Rolle gespielt hatte, warum sie meine Mentorin und nicht nur meine Mutter gewesen war. Ich habe über die Momente nachgedacht, in denen wir zusammen gelacht oder etwas Tolles erlebt hatten. Ich habe alle Weisheiten, die sie mir mitgegeben hat, tief im Herzen abgespeichert, daher weiß ich, dass dieser Teil für immer in mir weiterleben wird. Es ist, als würde ihre Energie in meinem Herzen wohnen. Und wir wissen alle: Energie geht nie verloren. Durch diese Gedanken und Erinnerungen hat sich bei mir eine große Dankbarkeit entwickelt. Dafür, dass sie in meinem Leben war. Sie überwiegt den Schmerz, Mami verloren zu haben. Es bringt mich nicht weiter, mich ständig zu fragen, warum sie so früh gehen musste, denn ich werde auf diese Frage keine Antwort finden. Aber ich kann mich selbst fragen, was ich tun kann, damit sie für mich weiterlebt. Was ich ihr in meinem Leben widmen möchte. Wie ihre Herzlichkeit, die ich immer bewundert habe. Also fragte ich mich, wie ich diese Herzlichkeit in mein Leben bringen kann, wie ich sie selbst leben kann. Denn genau das macht sie letztlich wieder lebendig.

Die Reise beginnt

Reisen veredelt den Geist
und räumt mit unseren Vorurteilen auf.

Papi, Thomas und ich nahmen uns viel Zeit, um durch Mamis Sachen zu gehen und uns so bewusst von ihr zu verabschieden. Dabei fiel mir ihr Lieblingsbuch in die Hände: *Der Alchimist* von Paulo Coelho. Ich habe es gelesen, um ihr wieder nahe zu sein, und es erinnerte mich an meinen Traum. Es erinnerte mich daran, dass Mami wollte, dass ich meine Reise machte. Ich wollte sie stolz damit machen, dass ich meinen Traum lebte. Nur meinen Vater wollte ich zu diesem Zeitpunkt nicht allein lassen. Er sagte mir aber eines Tages in aller Ehrlichkeit, dass ich ihm seine Trauer nicht abnehmen könne und dass jeder auf seine ganz eigene Art trauern müsse. Er müsse nun sein Leben selbst in die Hand nehmen, ich aber, als ihr gemeinsames Kind, solle nun meine Flügel spreizen und meinen Herzenswunsch wahr werden lassen. Was für eine liebevolle Geste, um mich mit guten Gedanken und leichtem Herzen auf Reisen zu schicken! Ich buchte also mein Ticket und saß genau sechs Monate nach Mamis Tod im Flugzeug nach Sydney. Allerdings nicht allein, denn Lena saß neben mir, und wir wussten, wer uns in Down Under am Flughafen abholen würde: Philipp. Er war zwei Monate nach unserem ursprünglich geplanten Start nach Australien geflogen und hatte dort zwei Freunde aus unserer Zürcher Clique getroffen, die schon länger auf Reisen waren. Philipp war also bereits seit vier Monate in Australien unterwegs und hatte sowohl das Auto als auch das komplette Campingequipment von unseren Freunden übernommen.

Der Moment, als ich den Fuß endlich auf australischen Boden setzte, war unbeschreiblich. Ich war in Australien! Endlich wurde mein Traum wahr! Ich kann mich noch so gut an meinen ersten Tag dort erinnern. Alles war so anders. Als Erstes fielen mir diese wunderschönen Vogelgesänge auf – mitten in der Stadt, in Kings Cross! In Sydney gurren in der Stadt keine Tauben, hier kreischen Kakadus. Mir kam es vor, als würde ich mitten im Dschungel stehen. Und dann der Linksverkehr … Zum Glück standen von der Olympiade 2000 auch sechs Jahre später noch Schilder rum, auf denen fett »Look left!« stand. Ich weiß nicht, wie oft ich sonst vor lauter Begeisterung vor ein Auto gelaufen wäre.

Selbst die Sternbilder standen kopf. Ich war wahnsinnig fasziniert, als ich das erste Mal in meinem Leben das Kreuz des Südens am Himmel sah. Ich konnte mich schon immer wie ein kleines Kind an allem Neuen begeistern, und so lief ich mit großen Augen durch diese für mich völlig neue Welt. Ich sog alles in mich auf und konnte nicht genug von diesen Eindrücken bekommen. Während ich mir an der Oper am Hafen den Sonnenuntergang anschaute, wusste ich tief in meinem Herzen, dass ich alles richtig gemacht hatte. Dass es die richtige Entscheidung gewesen war, nach all den schlimmen Erfahrungen nun auf Reisen zu gehen. Es war nicht selbstverständlich, hier an dieser wunderschönen Oper zu stehen, und mich durchströmte pure Dankbarkeit.

Zu dritt machten Lena, Philipp und ich uns nun auf den Weg Richtung Norden, die australische Ostküste entlang. Wir übernachteten auf Campingplätzen – nicht selten schliefen wir mit Meeresrauschen im Ohr ein und wurden davon geweckt. Es ist ein unbeschreiblich befreiendes Gefühl, morgens noch verschlafen und zerknautscht aus dem Zelt zu kriechen und als

Erstes das Meer zu sehen. Eines Morgens saßen wir auf einer Bank und aßen Sandwiches, als plötzlich zwei Delfine aus dem Wasser sprangen und uns scheinbar ein »Servus« zuriefen. Ich traute meinen Augen nicht, es war zu surreal, und daher fragte ich Lena, die neben mir saß, ob sie zufällig auch gerade zwei Delfine im Meer hatte springen sehen …

Ab Byron Bay reisten wir zu viert weiter. Eine Woche zuvor rief uns André, ein guter Freund aus Zürich, an, der sich gerade beruflich veränderte und eine Abfindung bekommen hatte. Er fragte uns, ob er sich uns eine Weile anschließen könne. Nun waren wir das perfekte Team: Alles lief wie am Schnürchen, jeder von uns hatte seine Aufgaben, sei es der Zeltaufbau, das Waschen, Kochen, Einkaufen oder die Reiseplanung – wir waren top organisiert und hielten zusammen wie Pech und Schwefel. Nervige Streitereien oder schlechte Laune? Das gab es in unserer kleinen Reisegruppe einfach nicht. Und genau das machte diese eh schon besondere Reise noch etwas schöner. Denn letztlich hängt es für mich nicht nur von der Schönheit des Reiseziels ab, sondern von den richtigen Menschen an meiner Seite.

So ließen wir uns treiben und machten nur das, worauf wir Lust hatten. Was »die Gesellschaft« von uns erwartete? Interessierte uns schlicht nicht! Im Grunde spiegelten mich meine Reisegefährten und machten mir somit auf liebevolle Art deutlich, in welchem Hamsterrad ich mich befunden hatte. Durch Mamis Tod lief mein gesamtes System durchgehend auf Hochtouren, denn ich wollte alles bis ins kleinste Detail planen, schaute ständig auf die Uhr – ich war das personifizierte Schweizer Uhrwerk. So hatte ich das Gefühl der Kontrolle über mein Leben. Eine reine Illusion – wie mir Mamis Tod und die erste Planung meiner Weltreise gezeigt hatten.

Doch aufgrund dieser ganze Planerei und diesem Streben nach Kontrolle war kaum Raum dafür geblieben, die wesentlichen Dinge zu genießen. Sie lässt keinen Raum für Flexibilität und Spontaneität, weil alles nach dem strengen Plan ablaufen muss. Man nimmt sich also selbst die Chance auf die Wunder, die das Leben für einen bereithält. All die spannenden und inspirierenden Begegnungen, all die neuen Erfahrungen, an denen wir wachsen können, sie alle können nicht stattfinden, wenn wir uns selbst in ein enges Korsett pressen. Meine kleine Reisegruppe machte mich immer wieder liebevoll auf jene Diskrepanz aufmerksam und half mir dabei, ins Vertrauen zu gehen und einfach loszulassen – und wenn nichts anderes half, nahmen sie mir meine Uhr weg. »Alles, bloß nicht meine Uhr!«, rief ich dann immer, weil sie mich doch so sehr an Mami erinnerte.

Ich fing also langsam an, mein System runterzufahren, mich zu entspannen und offen für die Begegnungen und Erfahrungen zu werden. Wie den liebenswerten und verrückten Vollblutsurfer Matt. Auf den Campingplätzen lernten wir immer wieder Australier kennen, die uns zu sich nach Hause einluden, wie eben Matt. Er erzählte uns, dass die Kinder an der Küste so selbstverständlich Surfen lernten wie anderswo das Fahrradfahren. Man lerne wohl automatisch den Rhythmus der Wellen kennen, deren Geschwindigkeit und den Zeitpunkt, wenn sie brechen. Man werde eins mit dem Ozean. Hier habe ich gelernt, dass man das Leben mit einem riesigen Ozean vergleichen kann: Wenn wir das Leben mit allen Facetten als unterschiedlich große Wellen sehen und lernen, diese zu surfen, so wie sie gerade kommen, dann bleiben wir ein Teil des Ozeans und somit ein Teil des großen Ganzen. Die Wellen ziehen dann in ihrem eigenen Rhythmus und mit ihrer eigenen Geschwindigkeit an uns vorbei. Die Australier haben das begriffen und sind daher sehr viel entspannter, »laid back«, als wir hier in Deutschland. Die Zeit läuft in einer anderen Geschwindigkeit, keiner hetzt so getrieben durchs Leben und den Alltag. Uns kam es so vor, als würden die Menschen in Down Under mehr Gewicht auf das Wesentliche legen. Schließlich sagen sie nicht umsonst so oft: »No worries, mate!«

Als der Boandlkramer das erste Mal anklopft

Unser nächster Stopp lag dann kurz vor Fraser Island, der größten Sandinsel der Welt, kurz vor Queensland. Eine absolute Postkartenidylle mit schneeweißem Sand und herrlich klarem Wasser. Dort übernachteten wir bei einem Freund, den Philipp auf der Reise kennengelernt hatte. Am nächsten Tag fuhren wir vier mit seinem Auto in den Great Sandy National Park zu einem verlassenen Strand. Auch der Tag selbst war eine reine Postkartenlandschaft: Die Sonne schien von einem strahlend blauen Himmel, es war heiß, und außer uns waren nur zwei weitere Surfer an diesem versteckten Strand. Es war, als hätten wir das Paradies für uns ganz allein. Wir blödelten herum, sprangen aus unseren Kleidern und rannten schnurstracks ins Meer – sogar Lena, was mich etwas verwunderte, da sie normalerweise großen Respekt vor offenem Wasser hatte und nie weiter als bis zur Hüfte rein ging. Aber auch sie ließ sich anscheinend von dieser ausgelassenen, herrlich verrückten Stimmung mitreißen, und so stürzten wir uns zu viert in die Fluten.

Irgendwann meinte Lena, sie wolle nun an den Strand zurück, und wir schwammen zurück. Das dachten wir zumindest. Wir stellten schnell fest, dass wir nicht vom Fleck kamen und das Auto am Strand immer kleiner und kleiner wurde. »Jetzt bloß nicht in Panik verfallen. Schwimm einfach weiter«, dachte ich mir und machte noch kräftigere Züge. Ich merkte, dass wir in eine große Strömung geraten waren, die uns immer weiter aufs offene Meer zog. Die anderen drei fingen an, immer kräftiger zu strampeln, und so geriet ich in Panik und dachte an Lena!

Die Sekunden vergingen wie Stunden, und mir ging irgendwann die Kraft aus. Ich konnte nicht mehr weiterschwimmen und mich über Wasser halten, ich merkte, wie mir eine Welle über den Kopf schwappte. »Was, wenn ich ertrinke? Das war's jetzt ...« – ich dachte an meinen Vater und meinen Bruder und starrte weiter in Richtung des Autos. Ich winkte in der Hoffnung, dass uns jemand half. Aber es war keine Reaktion zu erkennen. Irgendwann spürte ich wie durch ein Wunder Sand unter meinen Füßen. Ein Surfer war mir mit seinem Board entgegengeschwommen, aber ich schickte ihn weiter zu Lena. Ich wollte nur noch raus aus dem Wasser. Völlig erschöpft und geschockt lagen wir vier am Strand und rangen nach Luft. Wir alle hatten das Gefühl, gerade um unser Leben geschwommen zu sein. Es war, als wäre mir der Boandlkramer, wie man den Tod bei uns in Bayern nennt, nun das erste Mal mit erhobenem Zeigefinger begegnet.

Der Surfer, der uns geholfen hatte, erklärte uns, dass wir – sollten wir noch einmal in eine solche Situation geraten – unbedingt mit dem Wasser, sprich mit den Wellen mitschwimmen und nicht in Panik geraten sollten. Die Strömung verlaufe zwar zunächst aufs offene Meer hinaus, mache aber irgendwann eine Wende und führe seitlich zum Strand zurück. Man müsse sich also treiben lassen, statt dagegen anzuschwimmen – wieder die Parallele zum Leben. Ich dachte an Matts Worte, dass das Leben wie ein Ozean sei. Man muss die Wellen mitsurfen, wie sie zu einem kommen, und auch sie werden vorbeiziehen. Im Leben geht es immer um Erfahrungen, und diese hier war wichtig, denn so etwas würde uns nie wieder passieren. Seit diesem Tag checke ich das Meer genau ab und schaue, wie sich die Locals verhalten, bevor ich mich hineinstürze. Wie heißt es schließlich so schön? Erfahrung macht klug ... An diesem Abend stießen wir in Noosa Heads ausgiebig auf unser Leben an, denn das hätte auch ganz anders ausgehen können.

Nachts machten wir leider noch eine weitere Erfahrung, als wir statt auf dem Campingplatz in einem Mehrbettzimmer in einem Hostel übernachteten. Zu Beginn hatten wir das Achtbettzimmer für uns, aber das sollte sich schnell ändern. Mitten in der Nacht wurde ich aus dem Tiefschlaf gerissen, weil ein sturzbesoffener Kerl sich im Sprung auf das obere Stockbett leicht verschätzt hatte und letztlich auf meinem gelandet war. Dafür krabbelte morgens ein halbnackter Typ aus dem Bett einer anderen Backpackerin. Alle, die schon mal Backpacking waren, dürften solche Szenen bekannt vorkommen. Uns bewies das lediglich, dass wir vier doch lieber auf Campingplätzen übernachteten.

Nach diesen Erlebnissen der besonderen Art ging es nun aber auf eins meiner größten Australienabenteuer: mit dem Jeep nach Fraser Island. Wir wollten die größte Sandinsel der Welt auf eigene Faust erkunden. Dort konnten wir zu bestimmten Zeiten mit dem geliehenen 4-WD-Jeep den kilometerlangen Strand entlangdüsen – zumindest bei Ebbe. Da wir ausschließlich über Sand fuhren, gab uns eine Backpackerin einen nützlichen Tipp: keine rohen Eier mitnehmen. Als wir im Inneren der Insel ankamen und die Fahrt so richtig wild wurde, wurde uns auch klar, warum … Einmal blieben wir mit unserem Jeep im Sand stecken, kamen aber selbst wieder raus, indem wir die Luft aus den Reifen ließen. Unser erster Stopp auf Fraser Island war der Lake McKenzie. Ich hatte noch nie zuvor so einen See gesehen! Türkisfarbenes Wasser, eingerahmt von schneeweißem Sand und wunderschönen hohen Bäumen. Ich war regelrecht geblendet und dachte nur: Wenn es das Paradies gibt, sind wir wohl gerade dort gelandet. Wir vier fühlten uns wie die Götter in Australien, als wir uns in den See stürzten. Nachts schliefen wir auf einem wilden Campingplatz und fühlten uns wie im tiefsten Dschungel – nicht nur wegen des Vogelgezwitschers.

Die Fahrt ging genauso paradiesisch weiter. Einmal entdeckten wir auf dem Weg in den Norden ein altes Schiffswrack, ein anderes Mal sahen wir von einem Aussichtspunkt im Meer Wale, Delfine und Schildkröten. Im Meer sollte man aufgrund der Haie, die ziemlich nahe ans Ufer kommen, nicht schwimmen, aber nach unserer Erfahrung mit der Strömung zog es uns eh nicht wirklich ins Meer. Außerdem hatte die Insel viele schöne Seen zu bieten wie beispielsweise den Wooby, wo man mit einem Bodyboard einen Sandhang hinunter ins Wasser düsen konnte. Kurz und gut: Fraser Island war ein einziges großes Abenteuer. Und das nächste stand schon in den Startlöchern: eine dreitägige Segeltour auf einem authentischen Holzsegelschiff zu den Whitsunday Islands.

Von Airlie Beach aus segelten wir zu einer Insel, wo wir am südlichsten Punkt des Great Barrier Reef schnorcheln gingen. Eingepackt in die unsexy Ganzkörpernetzanzüge, die wir zum Schutz vor den giftigen Quallen tragen mussten, tauchten wir ein in eine Welt, die mich unsere »echte« regelrecht vergessen ließ. Um mich herum schwammen die buntesten Fische, die man sich nur vorstellen kann, und als ich durch einen Schwarm Tausender kleiner Fische schwamm, war es um mich geschehen. In diesem Moment wusste ich, ich wollte eines Tages einen Tauchschein machen. Nachts schliefen wir auf Deck, wo der nächste Superlativ (es gab echt viele in der kurzen Zeit) auf uns wartete: der unglaubliche Sternenhimmel. So etwas hatte ich noch nie gesehen! Millionen von funkelnden Sternen, die bis zum Horizont reichten. Ich lag da und wollte aus Angst, ich könnte eine der Sternschnuppen verpassen, die es etwa alle drei Minuten zu sehen gab, nicht einschlafen. Dabei dachte ich vor allem an Mami. Ich wollte ihr so gerne von meinen Erlebnissen hier erzählen, weil ich wusste, wie gut ihr das gefallen würde. Vielleicht wäre sie sogar für eine Weile dazugestoßen, und wir wären zusammen gereist. Es machte mich zudem traurig, ihr keine Postkarte schreiben zu können. Bis zu diesem Zeitpunkt hatte ich meinen Eltern immer Karten von meinen Reisen geschrieben (kurz zur Erinnerung: All das trug sich vor der Smartphoneära zu, und es war immer noch gang und gäbe, Postkarten zu schreiben). Als wieder eine Sternschnuppe vom Himmel fiel, kam mir eine Idee: Ich würde Mami eine Postkarte schreiben. Da ich leider keine Adresse vom Himmel parat hatte, würde ich sie einfach Tante Rita, Mamis Schwester, schicken, damit diese sie an das Kreuz auf Mamis Grab pinnen konnte.

Am nächsten Tag segelten wir – begleitet von neugierigen Delfinen – zum White Heaven Beach. Selten war ein Name passender! Das Wasser schimmerte in den verschiedensten Türkistönen, und der Sand war so fein, dass man das Gefühl hatte, auf Mehl zu laufen. Als wir nach unserem dreitägigen Segeltörn wieder in Airlie Beach ankamen, beschlossen wir, nach Port Douglas zu fahren. André hatte dort mal für zwei Jahre gearbeitet und schwärmte in den höchsten Tönen davon. Unterwegs übernachteten wir im »Treehouse«-Hostel, das bis heute das schönste Hostel ist, in dem ich je übernachtet habe. Es war wenig besucht und befand sich mitten im Regenwald. Die ganze Kulisse erinnerte mich an den Film *The Beach*. Wir hatten eine tolle Zeit, aber das Schönste war, dass wir uns dort mit zwei weiteren Freunden aus Zürich trafen, Ronny und Christine. Sie hatten zuvor auf einer Bananenplantage gearbeitet. Es war irgendwie surreal, dass sich enge Freunde aus Zürich an einem so wunderschönen Ort am anderen Ende der Welt getroffen hatten. Nach vier Tagen setzten wir unsere Reise fort – zusammen mit Ronny und Christine, die eigentlich weiter in den Süden gewollt hatten, aber nun beschlossen, uns zu begleiten.

Kultur meets Natur: Matthew McConaughey und ein Huntsman in Port Douglas

Port Douglas liegt im tropischen Norden von Queensland, ungefähr eine Stunde Autofahrt nördlich von Cairns. Direkt am Korallenriff und mit einem ewig langen weißen Sandstrand. Gleich am ersten Abend waren wir in einer Bar, in der es – und das liebe ich so an Australien – wie fast überall Livemusik gab. Lena und ich rockten gerade die Tanzfläche, als Lena plötzlich sagte: »Wow! Schnell! Dreh dich um! Hinter dir tanzt Matthew McConaughey!« – »Na klar, und vor dir tanzt Giselle Bündchen!« Tja, es war wirklich Matthew McConaughey. Wie wir später erfuhren, wurde in Port Douglas gerade der Film *Ein Schatz zum Verlieben* gedreht. Das bewies nur wieder: In Down Under konnte alles passieren, aber es war unbeschwert, leicht und herrlich verrückt.

Wir hatten uns als Gruppe so gut verstanden und uns innerhalb kürzester Zeit extrem aneinander gewöhnt. Umso trauriger war es also, als unsere Reisegruppe auseinandergerissen wurde: Lena musste nach sechs Wochen wieder zurück nach Deutschland, Philipp reiste weiter in den Norden nach Cape York, während Ronny und Christine ihren Trip Richtung Süden fortsetzten. Mit den beiden machten also Philipp und ich aus, uns an Silvester in Sydney zu treffen. Wir fanden es beide plötzlich arg strange, nur zu zweit am Strand zu sitzen. Diese Ruhe … Jedoch war es nach sieben trubeligen Wochen auf Reisen, einer Zeit, in der ein Abenteuer das nächste gejagt hatte, nun Zeit für mich, die Arbeitswelt Australiens kennenzulernen. Denn mir ging langsam das Geld aus, und schließlich hatte ich ein »Work & Travel«-, kein »Travel & get rich«-Visum!

Dank eines Kanadiers bekam ich einen Abendjob als Bedienung in einem coolen und chilligen Restaurant in Port Douglas. Morgens putzte ich Zimmer in einem Hostel. Noch nie war ich morgens so gerne zur Arbeit geradelt, und auf dem Weg pflückte ich mir mein Frühstück vom Baum am Wegesrand: eine reife Mango. Ich war aus der Hotellerie ja bereits einiges gewohnt, aber in diesem Hostel machte ich Bekanntschaft mit Gästen der etwas anderen Art: Bettwanzen! Der Albtraum eines jeden Backpackers, und ich war dafür verantwortlich, die Biester loszuwerden. An manchen Tagen putzte ich gemeinsam mit einem 50 Jahre »jungen« Australier namens Jack, der mir Geschichten aus seinem früheren Leben erzählte. In diesem anscheinend extrem anstrengenden Leben war er Geschäftsführer gewesen und begriff kurz vor einem Burnout, dass er so nicht weitermachen wollte, er wollte nicht mehr den Großteil seines Lebens mit Arbeit verbringen, weil man eben mit Geld keine Lebensqualität und auch kein Glück kaufen kann. Also änderte er sein Leben radikal: Er kündigte seinen Job und zog nach Port Douglas, kaufte sich dort ein kleines Boot, mit dem er jeden Tag ans Great Barrier Reef zum Fischen fuhr, ab und zu arbeitete er in dem Hostel, weil es ihm Spaß machte. Er sagte, mehr brauche er nicht, um glücklich zu sein, und mir riet er: »Don't wait too long, Christina!« Diesen Satz wiederholte er andauernd. Es sei nie zu spät, dem Ruf seines Herzens zu folgen, denn eines Tages sei das Leben zu Ende, und dann wolle man nicht bereuen, dass man nicht auf sein Herz gehört hatte! Die Geister der unerfüllten Träume. Was hilft es einem, am Ende des eigenen Lebens auf dem Sterbebett zu liegen und Dinge zu bereuen, die man nicht gemacht hat? Natürlich stießen seine Worte bei mir auf Resonanz, und zu einem späteren Zeitpunkt sollten mir seine Worte wieder einfallen.

Generell liebte ich die entspannte Einstellung der Australier. Die zeigte sich auch immer wieder bei der Arbeit. An meinem zweiten Arbeitstag servierte ich einem anscheinend ziemlich wohlhabenden jungen Paar sein Essen, als eine fette Kakerlake an den schicken Manolo Blahniks der Frau vorbeiflitzte. Ich musste mich zusammenreißen, um nicht schreiend die Teller von mir zu werfen, während mein Chef nur meinte: »No worries, mate. You're at the east coast, that's normal!« Nach einigen weiteren Vorfällen dieser Art schaute dann aber doch der Kammerjäger vorbei …

Weil die Menschen hier so unglaublich relaxed waren, entkam auch ich immer mehr meinem inneren Hamsterrad. Meine freie Zeit verbrachte ich in der Natur, beim Wandern, am Strand oder beim Wakeboarden. Mein Hamster bekam also endlich Auslauf und sah ein, wie dumm es war, immer nur kontrolliert im Kreis zu traben. An einem Wochenende gingen wir mit Freunden von André am Great Barrier Reef schnorcheln. Die Korallen waren sogar noch bunter als auf den Whitsundays, und als ich auf einmal inmitten von zwei riesigen Schildkröten schwamm, schoss mir ein einziger Gedanke durch den Kopf: »Das glaubt mir zu Hause doch echt kein Mensch …« In diesem Moment schrieb ich »Tauchschein machen« auf meine Bucket List, denn der Wunsch kam ja schon öfter auf. Auch wenn ich ihn mir aufgrund des Preises nicht in Australien leisten konnte, wollte ich ihn doch in Thailand machen.

Mittlerweile war Philipp aus Cape York zurück. Leider hatte er auf dem Weg nach Port Douglas einen Autounfall, bei dem ihm zum Glück nichts passiert war. Er stieg einzig mit ein paar Kratzern aus dem Auto aus, das sich mehrmals überschlagen hatte und nun Schrott war. Wir teilten uns das Zelt, da er nun nicht in seinem Auto schlafen konnte, wie er das bisher auf Reisen gemacht hatte. Apropos, nachdem ich gut zwei Monate fast ausschließlich auf dem Boden geschlafen hatte und nun langsam die Regenzeit in Port Douglas einsetzte, träumte ich von einem warmen weichen Bett und einem richtigen Badezimmer. Dass ich fünf Nächte nacheinander mit nassen Haaren aufwachte, weil es in unser Zelt regnete, verstärkte diesen Wunsch nach etwas Zivilisation. Das Universum musste meinen Wunsch gehört haben, denn wir durften für einen kleinen Unkostenbeitrag zehn Tage auf das Strandhaus einer Bekannten von André aufpassen. Es ist unbeschreiblich, wie sehr ich diesen Komfort eines Betts genoss und die Tatsache, beim Schlafen nicht nass zu werden, stattdessen aber etwas Privatsphäre zu haben. Das Ganze hatte noch ein Sahnehäubchen: Dank Andrés neuer Liebe Steve, dem Artdirector des Films *Ein Schatz zum Verlieben*, staubten wir etwas von dem Essen ab, das eigentlich für den Filmcast gedacht war. Da saßen wir also, wir frisch gebackenen Luxusbackpacker, und schlemmten feinstes Essen in unserem Strandhaus.

Weihnachten stand vor der Tür, und wir beschlossen, es mit dem Kanadier Simon, der mir den Job besorgt hatte, in Maroochydore, also an der Ostküste, zu feiern. Einziges Problem: Wir hatten kein Auto mehr. Stattdessen ließen wir uns einen völlig überteuerten Wagen mit defekter Klimaanlage andrehen, aber *no worries*! Wir konnten also wieder auf Campingplätzen schlafen, was weitaus günstiger war als in Hostels. Wir setzten unsere Reise fort und feierten ein »klassisches« Weihnachten mit Simon: Truthahn – am Strand bei 30 Grad. Weihnachtsstimmung kam bei mir keine auf, mir fehlte der Schnee und meine Familie. Der Gedanke, dass Papi und Thomas das erste Weihnachten ohne Mami in »ihrer« Schweizer Wohnung verbrachten und ich auch fehlte, stimmte mich traurig.

Dafür wartete auf uns in Down Under bereits das nächste Highlight: Silvester in Sydney. Ab 14 Uhr saßen wir im botanischen Garten – dem »place to be«, wenn es um das weltberühmte Feuerwerk in Sydney geht. Alles erinnerte mich an ein riesiges Festivalgelände. Tausende Leute saßen auf ihren Picknickdecken und warteten voller Vorfreude auf das bevorstehende weltberühmte Feuerwerk. Jede einzelne Sekunde des Wartens hat sich gelohnt: Als das Feuerwerk losging, wusste man nicht, wo man zuerst hinschauen sollte – auf die Brücke, die Oper oder doch die Skyline? Überall schossen die bunten Feuerwerke in die Höhe und erhellten die Nacht! Alle jubelten und umarmten sich vor Freude. Ich dachte mir noch: Nach diesem furchtbar traurigen Jahr kann das nächste nur noch der absolute Wahnsinn werden zum Ausgleich. Das Wiedersehen mit Ronny und Christine in Bondi sorgte zumindest schon einmal für einen guten Start.

Wir machten uns auf den Weg nach Melbourne zu Lee, einer Freundin von Philipp, bei der wir erst einmal unterkommen wollten. Lee renovierte alte Häuser und verkaufte sie anschließend. Wir würden also in ihrem Haus wohnen, dort dann für Kost und Logis arbeiten und ihr so helfen. Was ist schon ein bisschen Schweiß und Muskelkater, wenn dafür Bett und Badezimmer auf einen warten? Leider kommt auf Reisen nicht immer alles wie geplant, und Lee wurde krank. Sie meinte, sie würde sich melden, sobald es ihr besser gehe. Jetzt war definitiv Flexibilität von uns gefragt, denn Philipp hatte zu dieser Zeit nur noch 80 Dollar in der Tasche und musste dringend Geld verdienen. Es war gut, dass ich schon vorher aus meinem Hamsterrad ausgestiegen war und so ohne Probleme spontan mit ihm improvisieren konnte. Wir beschlossen, weiter die Küste entlangzufahren und alle Farmen in jedem noch so kleinen Dorf nach einem Job abzuklappern. *No chance.* Dafür war es gerade die schlechteste Zeit im Bundesstaat Victoria, und so landeten wir sogar auf Farmen, deren Bewohner bis dato noch nie einen Backpacker zu Gesicht bekommen hatten. Wohlgemerkt im bekanntesten Backpackerparadies der Welt! Letzten Endes schliefen wir im Auto und zapften aufgrund der Trockensaison Wasserhähne mit der Flachzange an, um wenigstens (kalt) duschen zu können. Aber *hey, no worries, mate!*

Schließlich landeten wir auf Phillip Island, und wir hofften auf etwas Glück wegen der Namensverwandtschaft mit meinem lieben Reisegefährten. Und so sollte es dann auch sein, denn ich fand einen Job in einer italienischen Pizzeria, während Philipp in einem anderen Restaurant als Spüler eingestellt wurde. Auch wenn die Schmach, dass Italien uns 2006 wenige Monate zuvor aus der WM im eigenen Land gekickt hatte, noch frisch war – wir waren schließlich jung und brauchten das Geld. Unsere Unterkunft dort war besonders romantisch – oder ziemlich *basic*. Das kommt wohl auf die Sicht der Dinge an. Wir schliefen zwei Wochen im Auto hinter einer Bootsgarage, immerhin direkt am Meer ... Hier kam es auch zu dem bis dahin gruseligsten Erlebnis meiner Reise: der Begegnung mit einer waschechten Huntsman. Was nach einem harmlosen Date mit einem Jäger klingt, ist in Wahrheit gar nicht so harmlos.

Ich lag an die Heckscheibe gelehnt und in meinen Schlafsack gekuschelt im Auto. Müde legte ich mein Buch zur Seite und begab mich gerade in meine Schlafposition (äußerst komfortabel mit dem Kopf flach auf dem Kofferraum innen), da sah ich sie. Es war ziemlich gut, dass ich meine Stirnlampe noch aufhatte, sonst wäre mir doch glatt ein Stück australisches Kulturgut entgangen: Knapp zehn Zentimeter über meinem Kopf sitzt eine haarige Spinne – so groß wie ein Frühstücksteller. Ihre Augen reflektierten das Licht meiner Taschenlampe, und ihr Blick schien zu sagen: »Bock auf 'ne Runde kuscheln, mate?« Ganz ehrlich, war das hier ein Scheiß-Hitchcock-Film?

Da ich nicht erkennen konnte, ob mein ganz persönlicher Albtraum außen oder innen saß, sprang ich innerhalb eines Bruchteils einer Sekunde aus dem Auto – wie im Zeichentrickfilm, in dem eine Szene vorgespult wird. Dass von meinem hysterischen Geschrei nicht alle Scheiben zersprangen, grenzte an ein Wunder. Ich schrie Philipp an, er solle sie *SOFORT* wegmachen, und er öffnete – ausnahmsweise die Ruhe in Person – den Kofferraum. »Sitzt sie innen oder außen?«, fragte ich ihn unter Hochspannung. Mit einem grinsenden »Willst du nicht wissen« schnippte er die Spinne mit einer Zeitung weg. Wie hervorragend wir doch das Klischee »Mann rettet hysterische Frau vor

Spinne« bedient hatten. Egal! Hauptsache, der »kleine« Huntsman war wieder zu ihrer Familie gekrabbelt. Diese Nacht drückte ich kein Auge zu. Am nächsten Tag kam zum Glück der langersehnte Anruf von Lee. Auf nach Melbourne, wo ein warmes Bett, ein Badezimmer und hoffentlich weniger Spinnengesellschaft auf uns warteten!

Stattdessen wartete in Melbourne ein Highlight auf uns, das jeden Tennisfan in den siebten Himmel katapultiert hätte: Tickets für die Australian Open in der Rod Laver Arena! Philipp und ich hatten uns schon Wochen vorher Tickets fürs Viertelfinale bestellt, in der Hoffnung, dass wir Roger Federer und Serena Williams zu sehen bekommen würden. Es war ein unbeschreibliches Gefühl, inmitten von 14.000 Menschen zu sitzen und diese Totenstille während eines Spiels zu erleben. Man konnte den Ball auf dem Boden aufschlagen hören, das Tennisäquivalent der Stecknadel. Wie es sich für waschechte Backpacker gehört, saßen wir natürlich in der allerletzten Reihe. Ich konnte es kaum erwarten, zu Hause wieder mit eigenem Equipment auf dem Tenniscourt zu stehen.

Die Arbeit mit Lee machte großen Spaß. Wir mähten Rasen, schnitten Hecken und schleiften Möbel ab. Lee gehört definitiv zu den Menschen auf meiner Reise, die mein Herz am meisten bereichert haben. Sie lebt nach dem Motto »What goes around comes around« und ist so liebevoll wie hilfsbereit. Lee war es auch, die mir das »Glücksprinzip« erklärte. Alles, was wir aus Liebe zu anderen Menschen tun, kommt aufgrund des Resonanzgesetzes zu uns zurück. Es muss nicht unbedingt von diesem Menschen, sondern kann auch von einem anderen in einer anderen Form zurückkommen. Alles ist Energie und somit im Fluss. Seit dieser Zeit lebe ich bewusst diesen Kreis des Gebens und Nehmens – und es immer wieder wunderbar zu sehen, wie es funktioniert. Einmal gingen wir ins Kino und haben anonym zwei Tickets für zwei andere Besucher bezahlt, ließen über die

Kassiererin ausrichten, dass sie das in irgendeiner Form an andere weitergeben sollten. Was für eine schöne Vorstellung, was das in unserer Welt für Kreise zöge, wenn das jeder machen würde! Die Resonanz sorgt wiederum dafür, dass es in irgendeiner Form zu einem selbst zurückkommen wird.

Neuseeland: Im Land meiner Träume

Nach zwei Wochen bei Lee flogen Philipp und ich nach Christchurch auf die Südinsel Neuseelands, wo ein Herzensmensch aus meiner Heimat bereits in einem Hostel auf uns wartete. Valerie war aus Frankfurt angereist, um eine Zeit lang mit uns zu reisen. Unser Plan: vier Wochen mit dem Wicked Camper durch Neuseeland. Die meisten dieser Camper sind mit Graffiti besprüht wie die Simpsons, die Rolling Stones oder ein »Jesus loves you!« Voller Vorfreude malten wir uns aus, welches Graffiti unser neuer Wegbegleiter wohl haben würde – und wurden ziemlich enttäuscht, denn er war schwarz mit metallfarbenen Totenköpfen. Na toll! Hoffentlich würde er wenigstens sämtliche Einbrecher abschrecken.

Ich versuche jetzt gar nicht erst, die Schönheit Neuseelands zu beschreiben. Sie ist schlicht nicht in Worte fassbar. Die Südinsel erinnerte mich an die Schweiz und die Alpen – nur viel ruhiger. Viel Land, wenig Menschen. Endlose sattgrüne Wiesen, schneebedeckte Gipfel und kristallklare Seen. Irgendwie kam mir der Gedanke, dass Neuseeland wohl das Meisterstück Gottes sein musste. Hier dachte ich auch das erste Mal daran, dass ich auswandern würde, wäre es nicht so weit weg von meiner Familie und meiner Heimat. Als ich am Lake Tekapo saß, einem wunderschönen See eingerahmt von Bergen mit Puderzuckergipfeln, an die sich sanft die wenigen Wolken schmiegten und keine einzige Menschenseele weit und breit zu sehen war, wurde mir das Wunder unserer Welt bewusst. Kein Auto stand auf dem Parkplatz, niemand war auf dem Bootssteg, man sah nur eine kleine Kirche aus Stein.

Plötzlich kam mir ein Geistesblitz: Das sah genau so aus wie in dem Traum, den ich in Zürich gehabt und der mich daran erinnert hatte, meinen großen Traum von der Weltreise wahr werden zu lassen. Gut, der Tennisplatz fehlte, aber wir wollen mal nicht kleinlich sein. Eigentlich war ich nicht übermäßig emotional, aber hier an dem See kamen mir dann doch die Tränen. Ich konnte tief in meinem Herzen spüren, wie wichtig es ist, seine Träume auch zu leben. Es reicht nicht, nur davon zu träumen. Hier spürte ich einen tiefen inneren Frieden, es war, als wäre ich das erste Mal in meinem Leben wirklich in mir angekommen, als wäre ich mit allem um mich herum verbunden. Mami war mir so nah wie noch nie seit ihrem Tod, es fühlte sich an, als würde sie neben mir stehen und dieses einzigartige Naturschauspiel beobachten. Egal wie viel ich zuvor auf meinen Reisen schon erlebt hatte, dieser Augenblick am See inmitten dieser atemberaubenden Natur hat alles übertroffen. Ein wirklich magischer Moment. Es ist erstaunlich, was einem alles Schönes passieren kann, wenn man sich mit offenem Herzen auf die Welt einlässt. Seit Mamis Tod, seitdem sie in unseren Armen von uns gegangen war und ich nichts dagegen hatte tun können, fällt es mir schwer, die Kontrolle abzugeben – aber in diesem Moment am See konnte ich es.

Magische und unvergessliche Momente gab es auf der Reise viele, aber eines der spektakulärsten und unvergesslichsten Highlights meiner Zeit in Neuseeland war Milford Sound, ein Fjord an der Westküste der Südinsel. Wir fuhren vorbei an Wasserfällen, Regenwäldern und schneebedeckten Bergen. Ich hätte am liebsten »Daueraufnahme« an meiner Digitalkamera angeschaltet, um auch bloß nichts zu verpassen. Wir buchten dort eine Fähre und fuhren an den steilen Felswänden, die 1200 Meter aus dem Meer ragen, und den wunderschönen Wasserfällen vorbei. Mein zweiter Moment während der Reise, an dem ich dachte: »Sollte es ein Paradies geben, here it is!«

Um den Hummelschwärmen in unseren Hintern mal wieder ein bisschen Futter zu geben, machten Vali und ich unseren ersten Tandem-Paragliding-Flug. Es war unbeschreiblich, diese Farben und diese Natur von oben zu sehen. Sich einfach von der Thermik treiben zu lassen und so frei zu fühlen. Ansonsten bestand unsere Reise durch Neuseeland hauptsächlich aus ausgedehnten Wanderungen, um die Insel im Detail und von Nahem kennenzulernen. Wir fuhren in den Tongariro-Nationalpark, nach »Mordor«, dem »Reich der Schatten« aus den *Herr der Ringe*-Filmen. Erwähnte ich schon, was für ein riesiger *Herr der Ringe*-Fan ich bin und dass ich sogar heimlich in Legolas verliebt war? Keine Frage also, dass einige Drehorte auf unserer »Must see«-Liste standen.

Anfangs war ich skeptisch, ob wir den Tongariro Alpine Crossing Track laufen sollten. Ich war zwar körperlich fit – schließlich hatten wir schon einige Wanderungen gemacht –, aber ich war mir nicht sicher, ob ich die 19 Kilometer und 700 Höhenmeter mit meinen instabilen Sneakers schaffen würde. Philipp gab jedoch den Motivator, und dafür bin ich ihm unendlich dankbar. Dieser Track war wohl der atemberaubendste, abwechslungsreichste und überwältigendste meines Lebens. Farbexplosionen, Lavaflüsse, vulkanisches Geröllfeld – willkommen in Mordor! Wir durchquerten Kraterboden und passierten beim Aufstieg den Red Crater. Je höher wir kamen, desto intensiver wurde der Schwefelgeruch: ein Zeichen dafür, dass der Krater nach wie vor aktiv ist. Als ich mich Höhenmeter um Höhenmeter hochkämpfte, hätte ich zwischendurch gerne mal Gandalf angerufen, damit mich sein Adler abholen kommt und wieder nach unten bringt. Dann hätte ich jedoch eines der größten Highlights verpasst: Am Gipfel der Red Craters hatte man eine unbeschreibliche Aussicht auf die Täler, den Central Crater, den Blue Lake und die Emerald Lakes.

Nach einer achtstündigen Wanderung kamen wir wieder am Parkplatz an. Meine Beine und Füße schmerzten. Ich war fix und fertig, aber vor allem glücklich und stolz, diesen Track geschafft zu haben. Die Wanderung hatte mir gezeigt, zu was mein Körper fähig ist. Das wiederum machte mich neugierig auf weitere Herausforderungen. Mich brachte diese Wanderung an meine Grenzen, ich bin dabei mir selbst begegnet und über mich hinausgewachsen. Ich lernte, dass man nie den Berg überwindet, sondern einzig sein eigenes Ego – oder besser gesagt den allseits bekannten inneren Schweinehund, der so viel lieber gemütlich mit der Seilbahn hochgefahren wäre. Aber es gibt nun einmal eine Regel beim Bergsteigen: Die Aussicht ist am schönsten, wenn man sie sich hart erkämpft hat.

Auch die Kauribäume, die zweitältesten Bäume nach den Mammutbäumen, gehören zu meinen schönsten Neuseelanderinnerungen. Uns wurde erzählt, dass sie riesig sind, aber ich konnte mir darunter nicht wirklich etwas vorstellen. Bäume halt … Bis ich dann im Waipua Forest nichtsahnend dem Pfad um eine Kurve folgte und er plötzlich dastand: Tane Mahute, wie ihn die Maoris nennen, der »Gott des Waldes«. Einen treffenderen Namen hätte man nicht finden können. Dieser Baum ist so mächtig: 1200 Jahre alt, 51 Meter hoch und mit einem Umfang von 13,5 Metern! Es bräuchte also ungefähr neun Hippies, um diesen Baum zu umarmen.

Die vorletzte Nacht verbrachten wir mit unserem Totenkopfcamper, der uns mittlerweile ans Herz gewachsen war, an einem Strand in der Nähe von Auckland. Ein riesiger Kontrast zur letzten Nacht, die wir in einem muffigen winzigen Zimmer in Auckland geschlafen hatten – eigentlich war es ein zwei Quadratmeter kleiner Schacht, Taubenscheiße inklusive. Dafür hatte ich dort eine wunderbare Zufallsbegegnung. Wir schlenderten gerade über die Victoria Markets, und plötzlich glaubte ich, ich halluzinierte. Das war doch Ramona aus meiner Tennismannschaft! Also am anderen Ende der Welt zufällig einer Freundin in die Arme zu laufen und sie ansprechen zu können ist schon ein Gänsehautmoment. Ich fragte mich, wie oft man sich wohl im Leben ungeplant zufällig begegnete. Es heißt nicht umsonst, dass die Welt ein Dorf sei und jeder Mensch jeden beliebigen anderen Menschen um sieben Ecken kenne.

An diesem Abend setzten wir uns zusammen und erzählten uns gegenseitig unsere Reisegeschichten. Ramona berichtete von einer Horror-Backpacker-Story, die sie von irgendjemanden gehört hatte: Auf dem Weg zum Uluru seien Backpacker mit dem Auto tödlich verunglückt. Das gab mir zu denken. Ich wollte auf diesen Teil der Reise perfekt vorbereitet sein und war froh, dass wir entschieden hatten, Geld in die Reparatur der Klimaanlage zu investieren. Ich wusste von der unglaublichen Hitze im Outback und der daraus resultierenden Gefahr, in einen Sekundenschlaf zu fallen.

So traurig ich darüber war, Neuseeland verlassen zu müssen, so sehr freute ich mich auf unsere Fahrt ins Outback – und auf das Wiedersehen mit Ronny. Er verkaufte extra für unsere gemeinsame Weiterreise sein Auto. Zusätzlich gab es eine weitere neue Reisebegleitung: Marie, eine junge Backpackerin, eine Bekannte von Philipp, die zufällig dieselbe Route geplant hatte. Zusammen gingen wir also nun unsere gemeinsame Tour durch: von Melbourne nach Adelaide, mitten durch das Outback zum Uluru und dann weiter hoch in den Norden nach Darwin. Von dort wollten wir das Landesinnere durchqueren, um an die Westküste nach Broom und dann schließlich zurück nach Perth zu fahren.

Bevor das Abenteuer jedoch endlich losgehen konnte, musste ich mich schweren Herzens von Philipp verabschieden, mit dem ich nun fünf Monate gereist war. Er flog zurück nach Port Douglas, um dort die restliche Zeit bis zum Ablauf seines Visums zu arbeiten.

Mit einem komplett überholten Auto und neuer Klimaanlage ging es los auf die Great Ocean Road. Kängurus, mit Glück ein paar Wombats und viele Koalas, die in den Eukalyptusbäumen chillten – es ist tierisch viel los auf dieser Straße. In Adelaide übernachteten wir auf einem Campingplatz direkt am Meer.

Es war die letzte Nacht, bevor es ganz früh am nächsten Tag Richtung Uluru in die Wüste gehen sollte. Bei Sonnenuntergang gingen wir noch einmal baden. Hätte ich damals gewusst, dass es das letzte Mal in meinem Leben war, dass ich den Sand unter *beiden* Füßen spüren würde, hätte ich ganz bewusst noch einen langen Strandspaziergang gemacht. Aber es hat seine Gründe, weshalb wir unsere Zukunft nicht kennen. Umso wichtiger ist es, jeden einzelnen Moment bewusst zu er*leben* und zu fühlen, bewusst im Hier und Jetzt zu sein. Wenn unsere Gedanken in der Vergangenheit oder Zukunft herumschwirren, verpassen wir die Gegenwart mit all ihren Facetten.

3

Der Unfall

Auf dem Weg zum »Heiligen Berg«

My mama always said, ›Life is like a box of chocolates.
You never know what you're gonna get.‹

Endlich ging es los, auf diesen Teil der Reise hatte ich mich von
Anfang an am meisten gefreut. Der Uluru, der »Heilige Berg«
der Aborigines – mitten im australischen Outback. 3000 Kilometer quer durch diesen wunderbaren Kontinent, von Süden
weit nach oben in den Norden. Was für ein Abenteuer! Wir
waren bestens vorbereitet, es ging schließlich nicht um einen
chilligen Roadtrip an der Küste entlang, wo man alle naselang
etwas einkaufen kann und Kontakt zur Zivilisation hat. Daher
brauchten wir unbedingt: einen zusätzlichen Benzinkanister,
zwei zusätzliche Wassertanks und ein bestens durchgechecktes
Auto mit funktionierender Klimaanlage. Denn das Letzte, was
man im Outback möchte, ist, irgendwo liegen zu bleiben – es
kann schließlich Stunden dauern, bis die nächste Person vorbei-
kommt. Bei circa 40 Grad ist das keine prickelnde Vorstellung.
    Wie menschenleer das Outback ist, merkten wir bereits auf
dem Weg dorthin, uns kamen höchstens 15 Autos entgegen. Dafür aber um die 25 Road Trains. Beeindruckende Teile: bis zu
100 Meter lang, und sie fahren manchmal ein ganzes Haus durch
die Gegend. Der Stuart Highway ist so menschenleer, dass man
sich grüßt, wenn man sich mit dem Auto begegnet. Was man
sonst nur vom alpinen Wandern kennt, wo jede Begegnung

ein herzliches »Servus« auslöst. Hier war es irgendwie ähnlich dörflich, und man freute sich einfach über jeden menschlichen Kontakt – selbst wenn es nur ein kurzer Gruß aus dem Auto war. Die paar »Dörfer«, die es gibt, bestehen aus höchstens zehn Häusern und liegen teilweise 400 Kilometer voneinander entfernt. Von Überfüllung kann hier wahrlich nicht die Rede sein.

Nach 850 Kilometern kamen wir in die abgefahrenste Stadt des gesamten Outbacks: Coober Pedy, die Stadt der Opale. »In the middle of nowhere« gelegen, gibt es nur ein Wort, das diesen verrückten Ort beschreiben kann: unterirdisch! Die Stimmung dort ist surreal, denn an der Oberfläche dieser Stadt sieht man erst einmal nur riesige Maulwurfshügel: Schuttberge, die bei den Probebohrungen der Opalsucher entstehen. Man kann diese skurrile Gegend nicht als »Stadt« erkennen, denn sie ist unterirdisch und sieht aus wie ein Schweizer Käse (etwas, womit ich mich wirklich auskenne!). Dort unten leben ungefähr 3000 Einwohner, denn nur unterirdisch lassen sich die kontinuierlichen 40 Grad aushalten. Alles befindet sich in diesen lustigen unterirdischen Maulwurfshügeln: Wohnungen, Supermarkt, Schulen und Kirchen. Die Einwohner haben ein Ziel: Sie wollen reich werden und sind völlig im Opalrausch. Man muss wohl das große Geld vor Augen haben, wenn man bereit ist, unter der Erde zu leben. Wir übernachteten auf einem »Campingplatz«, der ebenfalls unterirdisch in einer ausgehöhlten Mine lag. Ich glaube, das war definitiv der abgefahrenste Ort, an dem wir auf dieser Reise unseren Schlafsack ausrollten.

Am nächsten Tag ging es endlich los. Valerie, Ronny, Marie und ich standen vor dem in Schuss gebrachten Auto und sahen uns etwas ratlos an. Wer sollte fahren? »Darf ich fahren? Mir ist heute irgendwie danach«, fragte die junge Backpackerin Marie. Jemand warf ihr den Schlüssel zu, und wir fuhren los. Marie saß also am Steuer, hinter ihr Valerie, auf dem Beifahrersitz Ronny und ich hinter ihm. Im Nachhinein betrachtet war diese kleine, scheinbar unbedeutende Szene, in der wir darüber redeten, wer zuerst fahren sollte, wohl ein schicksalhafter Akt. Wie so oft im Leben: Man trifft winzige Entscheidungen, die immense Konsequenzen nach sich ziehen können. Im Moment selbst sind wir uns dessen jedoch nicht einmal ansatzweise bewusst. Wir treffen Entscheidungen und können anschließend nur mit den Konsequenzen leben, die uns das Schicksal, das Universum oder Gott – wie auch immer man es nennen mag – zugedacht hat. Wir können nur versuchen, die Wellen zu reiten, in dem großen Ozean, der unser Leben ist.

Anfangs unterhielten wir uns noch im Auto, machten Witze, lachten. Vor unseren Fenstern zogen weite monotone Wüstenlandschaften vorbei. Rotbrauner Sand, trockene, flirrende Hitze, ausgedörrte Wüstenbüsche. Was für ein Kontrast zu der farbenprächtigen, satten Landschaft in Neuseeland! Wir kamen uns vor wie in einem alten Western – es fehlten nur die Pferde reitenden Cowboys. Irgendwie hätte sich hier niemand von uns gewundert, aber es ritt niemand vorbei. So gut wie keine Menschenseele kam vorbei. Willkommen im Niemandsland, das einem riesigen, sandigen Backofen gleicht. Die Hitze flirrte am Horizont. Die Monotonie macht einen immer träger. Die Gedanken schweifen ab. Man zieht sich automatisch in sein Inneres zurück, weil das Außen keine Abwechslung mehr bietet.

Ich wurde immer aufgeregter, schließlich würden wir am Abend den glühend roten Uluru sehen. Dieser Ort, an dem ich noch nie zuvor gewesen bin, übte eine derart magische Anziehung auf mich aus – und tut es bis heute. Ich freute mich so darauf, diesen spirituellen Ort zu sehen, dass es mir im Bauch kribbelte. Wie bei einem ganz besonderen Date. Ich sah uns in Gedanken vor diesem riesigen Feuerball stehen. Das würde er werden, der Peak unserer wunderbaren Reise. Da war ich mir absolut sicher. Langsam verstummten unsere Gespräche, jeder hing nur noch seinen eigenen Gedanken nach, hörte Musik oder schlummerte vor sich hin. Auf meinem iPod, den mir mein Vater zu Weihnachten nach Adelaide geschickt hatte, hörte ich »A horse with no name« von America:

> *I've been through the desert on a horse with no name*
> *It felt good to be out of the rain*
> *In the desert you can remember your name*
> *'Cause there ain't no one for to give you no pain ...*

Wie passend – nur, dass ich in einem Auto saß und nicht auf einem Pferd. Ich summte das Lied mit, das so wunderbar zu dieser außergewöhnlichen Reise durchs Outback passte und entspannte mich.

Dann wurde alles schwarz.

Der Unfall

Fast alles, was ich über den Moment weiß, der vier Leben auf
tragische Weise verändern sollte, habe ich von Valerie erfahren.
Ich selbst habe nur bruchstückhafte Erinnerungen. Ich kann
mich weder an den Moment, an dem sich unser Auto plötzlich
fünf- oder sechsmal überschlug und schließlich auf den Rädern
zum Stehen kam, noch an den Moment der gespenstischen Stille
nach diesem Crash, der in der trägen Hitze des Outbacks wie
ein Bombeneinschlag gewirkt haben muss, erinnern. Das laute
Quietschen, Krachen und das Klirren der Autofenster. Das
Erste, was Vali wohl hörte, die neben mir saß, war ein seltsames
Röcheln. Sie nahm ihre Arme runter, die sie instinktiv während
des Überschlags vor das Gesicht gehalten hatte, öffnete die Augen, sah Blut und Scherben, hörte dieses Röcheln, das sie nicht
zuordnen konnte. Später erzählte sie mir, dass dieses Geräusch
für sie am schlimmsten war, dieses starke, komische Röcheln.
Sie blickte zu mir hinüber und sah, dass ich mit dem Körper
vollständig aus dem Auto hing. Der Gurt war um meinen Hals
gewickelt und schnürte mir die Luft ab. Ein Anblick, den Vali
wohl ihr Leben lang nicht wieder vergessen wird. Marie, die
merkte, dass sie nicht allzu schwer verletzt war, sprang sofort
aus dem Auto und rannte auf meine Seite. Sie löste den Gurt von
meinem Hals und legte mich vorsichtig auf die Seite. Ich war
bewusstlos. Valerie hatte eine tiefe Schnittwunde am Unterarm
und blutete im Gesicht. Deshalb hörte ich, als ich langsam zu
mir kam, sie wie aus der Ferne, wie durch einen riesigen Watte-
berg, etwas rufen: »Mein Arm, mein Arm …!«

Meine erste bewusste Erinnerung ist, dass ich sofort spürte, dass etwas mit meinen Beinen nicht in Ordnung war. Bevor ich überhaupt realisierte, dass ich auf staubigem Wüstenboden neben dem Auto lag und die Sonne erbarmungslos auf mich herunterknallte. Dieses Gefühl, dass etwas nicht stimmte, war von Anfang an da, ansonsten herrschte absolutes Chaos in meinem Kopf. »Wo bin ich?« – »Du bist in Australien, wir hatten gerade einen schweren Unfall«, hörte ich Maries Stimme. Diese unerträglichen Schmerzen am ganzen Körper. Es tat so sehr weh, dass es mir erneut die Luft abschnürte. Nicht mal dieses matschige Gefühl im Kopf und diese Orientierungslosigkeit konnten diese bohrenden Schmerzen dämpfen. Schmerzen, die sich nicht lokalisieren ließen. Alles, einfach alles tat weh.

Ich wollte meine Beine bewegen, aber es ging nicht. Panik ergriff mich. Vorsichtig wollte ich meinen Kopf heben, um nachzusehen, was mit meinen Beinen war, und merkte, dass sich mein gesamter Bauchraum anfühlte wie ein weicher, riesiger Kloß. Das sollte nicht so sein. Als ich es endlich schaffte, einen Blick auf meine Beine zu werfen, sah ich Blut, viel zu viel Blut und dass meine Fersen völlig zerfetzt waren. Was war nur passiert? Angst und Panik durchfuhren meinen Körper in heißen Wellen. Dieses ganze Blut! Was war nur mit mir? In Gedanken flehte ich Mami an, sie solle kommen und uns helfen! Die anderen würden mir später berichten, dass ich auch mehrmals nach ihr gerufen hatte. Plötzlich wurde mir klar, warum ich meine Beine nicht mehr bewegen konnte: Ich spürte sie nicht mehr. Bevor mich die Panik wieder komplett ergreifen konnte, wurde ich ohnmächtig. Alles schwarz.

Ich bekam nicht mit, dass Ronny beim Unfall einen Schädelbasisbruch erlitten hatte, weil sein Kopf aufgrund seiner Größe von 1,90 Meter anscheinend an die Decke geschlagen war und Marie daraufhin verzweifelt versucht hatte, ihn wiederzubeleben. Ich bekam nicht mit, wie diese junge und bis dahin noch so unbeschwerte Backpackerin um das Leben meines Freundes kämpfte und diesen Kampf verlor. Ich bekam auch nicht mit, wie groß Valis Angst war, sie könnte verbluten, weil ihre schlimme Verletzung am Unterarm einfach nicht aufhören wollte zu bluten. Ich bekam die Verzweiflung meiner Freundinnen nicht bewusst mit, in diesem brütend heißen Niemandsland neben einem komplett zerstörten Auto zu stehen, mit einem Freund, der den Unfall anscheinend nicht überlebt hatte, und einer schwerverletzten Freundin, um deren Leben sie fürchten mussten. Im Rückblick war es für mich wohl eine große Gnade, dass ich immer wieder ohnmächtig wurde und so nur kleine vereinzelte Puzzleteile zu diesem schlimmen Moment im Kopf habe.

Nach einer halben Stunde kam ein Trucker, der sofort mit einem Satellitentelefon die erste Hilfe rief. Das allein war ein riesiges Glück, denn im Outback begegnete man gerne stundenlang keinem anderen Fahrzeug. Wir hatten zudem mit unserem eigenen Handy keinen Empfang – das Satellitentelefon war also unsere eigentliche Rettung. Hier hatte definitiv eine höhere Macht die Hand im Spiel, und ich bin mir sicher, dass Mami uns beschützte. Nach weiteren anderthalb Stunden kam der Rettungswagen. Zu unserem weiteren großen Glück waren wir nur ungefähr 30 Kilometer von Marla entfernt. Die meisten Ortschaften liegen hier um die 400 Kilometer auseinander, und man kann sich wohl ausmalen, was gewesen wäre, wenn wir uns irgendwo tiefer im Nowhere befunden hätten. Als mir die Rettungskraft ganz vorsichtig eine Halskrause umlegte, merkte ich, dass sie wie Espenlaub zitterte. Was war los? Wer war das? Warum zitterte sie so? Und wo waren die anderen? Was war mit Ronny? Obwohl ich zu diesem Zeitpunkt immer noch keinen klaren Gedanken fassen konnte, spürte ich, dass etwas mit Ronny passiert war. Daher war auch die Frage nach ihm eine der ersten, die ich der zitternden Rettungssanitäterin stellte. Sie sah mich unendlich traurig an und antwortete: »Es tut mir so leid. Er hat es nicht geschafft.« Ich konnte nur noch schreien.

Mein eigener Zustand war extrem kritisch. Es war nicht ansatz-weise sicher, dass ich den Unfall überleben würde. Ich wurde in der Krankenstation in Marla an eine Kochsalzlösung gehängt, da es keine Blutkonserven gab, mein Zustand aber immer schlimmer wurde. Das Rettungsteam bangte darum, mich über-haupt lebend nach Adelaide transportiert zu bekommen. Erst sechs Stunden später trafen die »Flying Doctors« ein und konn-ten mich mit der ersten Blutkonserve und etwas Morphium ver-sorgen. Morphium, was für eine Erlösung! Die Schmerzen wa-ren schier unerträglich.

Im Flugzeug bat ich dann den behandelnden Arzt Owen um immer mehr Morphium, weil die Schmerzen, die meinen gesam-ten Körper fest im Griff hatten, immer schlimmer wurden. Ich fühlte mich wie ein einziger Schmerzkörper. Mit brüchiger Stimme und klopfendem Herzen fragte ich ihn, ob ich jemals wieder laufen können würde. Daraufhin klopfte er meine ge-samte Wirbelsäule von oben an ab und fragte bei jedem einzel-nen Wirbel, ob ich das spürte. Nachdem er unten angekommen war und ich immer noch mit »Ja« hatte antworten können, ver-sicherte er mir, dass ich wieder laufen können würde. Was er zu diesem Zeitpunkt in dem kleinen Ambulanzflieger auf dem Weg nach Adelaide nicht wissen konnte: Mein rechtes Bein wurde aufgrund einer gerissenen Hauptarterie seit Stunden nicht mit Sauerstoff versorgt. Was er jedoch wusste, mir aber verschwieg, war, dass mein linkes Knie offen und luxiert und mein linker Fuß völlig zerfetzt war.

Ich bekam immer noch nur schwer Luft, und das Sprechen fiel mir schwer. Daher flüsterte ich nur unter größter Anstren-gung: »Meine Mutter ist vor einem Jahr an Krebs gestorben. Das war für meine Familie ein riesiger Alptraum. Mein Vater und mein Bruder dürfen mich jetzt nicht auch noch verlieren! Ich darf nicht auch sterben! Bitte kämpf darum, dass ich es le-bend ins Krankenhaus schaffe.« Egal wie schlimm die Schmer-zen in dem Moment waren, ich wusste, für Thomas und Papi musste ich kämpfen. Ich konnte und würde jetzt nicht aufgeben und in diesem kleinen Flugzeug sterben. Ich hatte schließlich den Unfall überlebt. Es war verrückt, ich konnte wegen der Schmerzen und des Morphiums kaum klar denken, aber der Gedanke, meiner Familie das nicht antun zu können, war glasklar in meinem Kopf. Wie ein Anker, der das schwankende Schiff bei Sturm im Hafen hält. Dass ich das alles dem jungen, vertrauenswürdigen Arzt sagte, weiß ich selbst nicht mehr – er erzählte es später meinem Vater. Er habe noch nie so eine Kämpfernatur erlebt, mit einer derart großen Willenskraft, die so für ihre Familie und um ihr Leben kämpfte. Und dass vor mir ihn noch niemand je an seinen Job erinnert habe, dass er für mein Überleben sorgen solle.

Da meine Schmerzen nicht nachließen, schaltete ich innerlich wohl in den Überlebensmodus. Ich hatte es bis hierher geschafft, also würde ich es auch noch ins Krankenhaus schaffen. Ich durfte einfach nicht aufgeben. Durfte nicht sterben. Ich musste einfach durchhalten, denn gleich sind wir da, und dann würde alles gut werden. Wieder wurde alles schwarz.

Erwachen auf der Intensivstation

Ich erwache in einem dunklen Zimmer. Alles ist verschwommen, und ich kann nichts erkennen. Es piepst überall laut, dröhnt in meinem Kopf. In meiner Hand halte ich etwas mit einem Knopf. Nur schemenhaft erkenne ich die Umrisse einer Bettdecke und der laut piepsenden Geräte, die mich umgeben und am Leben erhalten sollen. Ich kneife die Augen zusammen und konzentriere mich mit aller Kraft. Da steht eine Person an meinem Bett. Die Umrisse werden langsam schärfer. »Lee, bist du das? Was machst du hier?«, frage ich sie. »Liebes, es tut mir so leid. Du hattest einen schweren Autounfall im Outback.« Sie sieht so ernst aus, so traurig, drückt vorsichtig meine Hand. Da fällt es mir wieder ein, und ich erinnere mich plötzlich. Mit heiserer Stimme frage ich sie: »Wo ist Ronny?« Flüsternd und mit Tränen in den Augen antwortet sie: »Er hat es leider nicht geschafft.« Ich weine und kann mich einfach nicht mehr beruhigen. Die Tränen strömen mir über das Gesicht, und ich schluchze laut. Ich kann nicht aufhören. Ich kann nicht atmen. Mein Brustkorb schmerzt, und ich versuche mich zu beruhigen. Atmen, Tina, atmen, dann tut es vielleicht nicht mehr so weh – das mit deinem Körper und das mit Ronny ...

Lee, die eigentlich in Melbourne wohnte, war zufällig einen Freund in Adelaide besuchen, als Philipp sie über den Unfall informierte. Er selbst war immer noch in Port Douglas, aber wusste, dass sie sich gerade in Adelaide aufhielt und mich auf der Intensivstation besuchen konnte. Was für ein unfassbares Geschenk das war, in diesem Moment in dem dunklen Zimmer, in dem ich nicht wusste, wo ich war und was passiert war, kurz bevor ich in Panik auszubrechen begann, eine so liebe, vertraute Person an meiner Seite zu haben. Auch wenn es mir in dem Moment nicht wirklich bewusst war, lag ich doch lebensgefährlich verletzt in einem australischen Krankenhaus, während meine Familie über 22 Flugstunden von mir entfernt war. Allein auf der Station waren sonst die laut piepsenden Überwachungsgeräte die einzige Gesellschaft, die ich hatte. Dass Lee in diesem Moment bei mir war und sie es war, die mir alles vorsichtig beibrachte, wird sie für immer zu einem ganz besonderen Menschen für mich machen. Ich bin ihr unendlich dankbar.

Marie und Valerie waren im selben Krankenhaus, lagen nur auf einer anderen Station. Vali wurde wegen ihrer tiefen Schnittwunde am Unterarm behandelt, die sie hatte, weil sie reflexartig ihr Gesicht geschützt hatte, als sich das Auto überschlug. Marie hatte einen offenen Armbruch, der eingegipst wurde. Beide waren nicht lebensgefährlich verletzt und wurden daher gleich auf die normale Station gelegt. Dennoch war es ein beruhigendes, warmes Gefühl, die beiden nur wenige Flure von mir entfernt und außer Lebensgefahr zu wissen.

Während ich in Australien langsam begriff, was eigentlich passiert war, klingelte es zu Hause in München. Mein Bruder öffnete nichtsahnend zwei Polizisten die Tür, die fragten, ob Herr Wechsel zu sprechen sei. Thomas verneinte verwirrt, denn Papi war wenige Stunden zuvor Richtung Schweiz aufgebrochen. Er wollte sich dort in unserer Wohnung ein bisschen erholen und Energie tanken. »Sind Sie Christina Wechsels Bruder?«, fragte einer der Polizisten. »Ja, der bin ich. Was ist denn passiert?« Seine Stimme zitterte. Sein Magen krampfte sich noch weiter zusammen, als die beiden ihre Mützen abnahmen. Ihm blieb fast das Herz stehen, und kalte Panik erfasste ihn. »Ihre Schwester hatte einen Autounfall in Australien. Sie liegt schwer verletzt im Royal-Adelaide-Krankenhaus.« Die Worte drangen zwar zu ihm durch, aber es dauerte, bis sie Thomas wirklich erreichten. »Was? Das kann nicht sein!« Mein Bruder stand unter Schock, er war überfordert und wusste gar nicht, was er sagen sollte. Die Angst, nach Mami nun auch noch mich zu verlieren, lähmte ihn regelrecht. Die Polizisten gaben ihm den Kontakt zum Krankenhaus und rieten ihm, dass es jemand meinem Vater persönlich sagen sollte. Dass die Tochter am anderen Ende der Welt schwer verletzt im Krankenhaus lag, war keine Nachricht, die ein Vater am Telefon mitgeteilt bekommen sollte.

Zunächst versuchte Thomas sich zu beruhigen, dann rief er selbst im Krankenhaus in Adelaide an. Man unterrichtete ihn darüber, dass ich auf der Intensivstation läge und mich in akuter Lebensgefahr befände. Anschließend rief er schweren Herzens unsere Tante Rita in der Schweiz an. Es war bereits Abend, als sie und mein Onkel zu Papi fuhren, um ihm mit Tränen in den Augen die Nachricht zu überbringen. Was für eine unfassbar schwere Aufgabe das gewesen sein muss. Aber es ist gut, dass die beiden es ihm persönlich gesagt haben und somit auch bei ihm sein konnten. Papi war nach dieser Schreckensnachricht nicht mehr in der Lage, sich ans Steuer zu setzen und nach München zu fahren. Daher fuhren mein Onkel und meine Tante ihn in seinem Auto dorthin. Auch wenn er unter Schock stand und die Angst um mich ihn fast rasend machte, funktionierte er, und noch am selben Abend wollte er zwei Tickets nach Adelaide buchen, leider erfolglos. Über einen guten Freund, der wiederum einen Bekannten bei der Lufthansa hatte, gelang es ihm, zwei Plätze für einen Flug am nächsten Morgen zu buchen. Mein Vater und mein Bruder wollten keine Sekunde verlieren und so schnell wie möglich zu mir kommen. Den ganzen Flug über fragten sie sich, ob ich wohl noch am Leben sein würde, wenn das Flugzeug nach 22 Stunden in Australien landete. So lange untätig im Flugzeug gefangen zu sein und Angst zu haben, zu spät zu kommen, muss entsetzlich gewesen sein. Jeder Flug nach Australien ist lang, aber in einer solchen Situation ist er die reinste Folter. Als sie in Singapur umstiegen, rief Papi mich auf der Intensivstation an, um mir zu sagen, dass sie auf dem Weg zu mir seien. Dass alles gut werden würde. Dank des Morphiums bekam ich anscheinend nur ein »Mhmm« heraus. Erinnern kann ich mich an diesen Moment nicht.

Als mein Vater und mein Bruder endlich im Krankenhaus in Adelaide ankamen, sprachen sie sofort mit meinen Ärzten. Ich hatte gerade eine zwölfstündige Notoperation hinter mir, und mein Zustand war nach wie vor kritisch. Die Ärzte konnten noch nicht sagen, ob ich es schaffen würde. Vielmehr sollten sich Thomas und Papi auf das Schlimmste gefasst machen. Es war furchtbar, mich so daliegen zu sehen. Unser Wiedersehen war so anders geplant gewesen: mit einem großen »Welcome back«-Schild am Münchner Flughafen und nicht auf einer australischen Intensivstation.

Als ich das nächste Mal zu mir komme, sehe ich zwei schwache Konturen unscharf neben meinem Bett stehen. Auch wenn ich nicht gleich weiß, wer das ist, durchströmt mich sofort ein Gefühl von Geborgenheit und Vertrautheit. Ich bin unendlich erleichtert, als ich Thomas und meinen Papi schließlich erkenne. Meine geliebte Familie ist da! Nach zwei Tagen, an denen ich um ein Wiedersehen gekämpft habe, sind sie endlich da. Ich bin nicht mehr allein! Meine Familie wird sich um alles kümmern. Jetzt wird alles gut. Ich bin nun noch motivierter, mit aller Kraft um mein Leben zu kämpfen. Ich kann jetzt keinesfalls aufgeben, denn die beiden sind für mich um die halbe Welt gereist.

Mein Bruder erzählte mir, was genau passiert war. Es fiel ihm sichtlich schwer, denn zu schlimm war es für ihn, all diese medizinischen Details zu kennen. Er setzte sich auf den Rand meines Bettes, räusperte sich und versuchte mir so schonend wie möglich beizubringen, was für ein Wrack mein Körper aufgrund des Unfalls nun war. Die unglaubliche Wucht der Überschläge und wahrscheinlich der Sicherheitsgurt hatten mir zwei Rippen gebrochen, die sich dann in meine Lunge gebohrt hatten. Daraufhin war mein linker Lungenflügel kollabiert – der Grund, warum ich so schlecht Luft bekam. Ich sah die Drainage, die aus meiner Lunge führte, und konnte immer noch nicht begreifen, wie schwer meine Verletzungen waren. Thomas erklärte mir, dass ebenfalls durch das Überschlagen und den Gurt, der quer über den Bauch verlief, mein Dickdarm, Dünndarm, meine Bauchspeicheldrüse und der Magen angerissen waren. Langsam wurde mir also klar, warum sich im ersten Moment nach dem Unfall mein gesamter Unterleib wie eine konturlose weiche Masse angefühlt hatte. Wegen der zahlreichen schweren inneren Verletzungen konnte keine weniger invasive Laparoskopie durchgeführt werden, weil man so keine Kamera einführen konnte. Stattdessen mussten die Ärzte bei der Operation meinen Bauch vom Brustkorb abwärts aufschneiden. Zudem wurden mir drei Sonden eingesetzt, um mich künstlich zu ernähren. Ich war schon immer sehr schlank gewesen, aber mein Gewicht sollte in den folgenden Wochen noch drastisch sinken. Ich bekam auch einen Katheter gelegt, da der Gang zur Toilette in meinem Zustand einem Mount-Everest-Aufstieg geglichen hätte. Während der ersten Notoperation hatten es die Gefäßchirurgen geschafft, die angerissene Hauptbeinarterie und eine weitere wichtige Arterie im rechten Bein zu reparieren. Dies kam einem medizinischen Wunder gleich, da das Bein ganze zwölf Stunden kaum mit Sauerstoff versorgt worden war.

Thomas fiel es sichtlich immer schwerer, den scheinbar nicht enden wollenden Unfallbericht fortzuführen. Er war mittlerweile sehr blass und kämpfte mit den Worten.

Im rechten Unterschenkel und am Sprunggelenk hatte ich mehrere Frakturen und abgerissene Muskeln. Außerdem war der gesamte Bandapparat am Knie zerstört. Am rechten Unterschenkel hatte ich einen externen Fixateur, also eine äußere Haltevorrichtung, die bei komplizierten Knochenbrüchen das Bein ruhigstellt. Der Anblick der vielen Eisenstäbe, die durch die

Haut zum Knochen liefen, war wirklich gruselig. Doch die größten Sorgen bereiteten den Ärzten meine unerträglichen Schmerzen im linken Bein. Als sich unser Auto überschlagen hatte, wurden die Türen auf Ronnys und meiner Seite weggerissen. Meine beiden Beine hingen daher aus dem Auto heraus und wurden dementsprechend schwer verletzt. Vor allem das linke hatte es schlimm getroffen. Ich hatte ein komplett offenes und luxiertes Knie und weitere schwere Frakturen. An meinem Sprunggelenk fehlte ein großer Teil der Haut, der Muskeln und des Gewebes, und die Ferse war völlig zerfetzt. Das Bein war komplett verbunden – daher konnte ich zum Glück nicht auch noch sehen, was schon so schwer zu hören war. Das Einzige, was ich sah, waren meine Zehen – die ich allerdings nicht bewegen konnte. Ich spürte mein gesamtes linkes Bein nicht. Immer wieder versuchte ich es vorsichtig zu bewegen. Ohne Erfolg. Vor meinen Augen lag die Bettdecke ganz glatt über dem Bein, das nicht den kleinsten Muckser machte – und das wiederum machte mir zunehmend Angst.

Was, wenn ich es nie wieder bewegen kann? Wie sollte ich je wieder laufen? Klar, der nette Arzt Owen hatte mir im Flugzeug versichert, dass ich wieder gehen können würde. Aber wie, wenn ich nicht einmal meine Zehen, geschweige denn mein Bein bewegen kann? Die Angst, dass dieser Zustand nun für immer ist, krampft sich in meinem Magen fest. Eiskalt legt sie sich um mein Herz. Was, wenn ich nie wieder Sport machen kann? Nie wieder auf einen Berg steigen, nie wieder unbeschwert um die Welt reisen? Das war doch mein großer Traum! Den kann ich nicht einfach aufgeben. Nicht so, nicht wegen so einem Unfall!

Auch die Ärzte sahen das linke Bein weiterhin kritisch. Das gesamte Ärzteteam sprach aber auch von einem medizinischen Wunder, denn es war ein Wunder, dass ich überlebt hatte. Dass ich nach zwölf Stunden nicht innerlich verblutet war und auch das Polytrauma überstanden hatte. Dass ich keine Kopfverletzungen hatte und auch die Wirbelsäule nichts abbekommen hatte. Wie leicht hätte ich querschnittsgelähmt sein können! Auch dieser Gedanke versetzte mich in Panik. Eine Zukunft im Rollstuhl? Das war völlig unvorstellbar! Ich biss die Zähne zusammen und erinnerte mich aktiv daran, dass ich es lebend aus diesem Auto geschafft hatte. Dass ich nicht gestorben war und dass ich nun alles dafür tun würde, wieder laufen zu können.

Wenn ich mir bewusst machte, was es für ein unfassbares Wunder es war, dass es mich überhaupt noch gab und dass Thomas und Papi nicht schon wieder einen geliebten Menschen hatten verlieren müssen, dann kam mir die Aufzählung der Verletzungen fast schon wieder ein klein wenig »harmloser« vor. Klar war mir das damals auf der Intensivstation allerdings nicht. Aber ich zweifelte keine Sekunde daran, dass ich das Ganze überleben würde. Außerdem lenkten mich meine Schmerzen eh von jedem klaren Gedanken ab. Die waren so stark und unbeschreiblich schlimm, dass ich mich auf nichts konzentrieren konnte. Ich wachte in meinem Bett auf – und der Schmerz war da. Er blieb den ganzen Tag treu an meiner Seite wie ein Hund, der einem nie von der Seite weicht, und begleitete mich auch in den Schlaf – sofern ich schlafen konnte. Dieses abgedunkelte Zimmer mit all den laut piepsenden Geräten und mit meinen Beinen, die völlig zerstört unter der Decke lagen – all das wird für immer untrennbar mit den schlimmstmöglichen Schmerzen meines Lebens verbunden sein.

Unterdessen taten Papi und Thomas alles Erdenkliche, damit es mir schnell besser gehen würde. Mein Vater ließ sich von der Arbeit seinen Laptop schicken und kümmerte sich täglich mehrere Stunden lang um all die Bürokratie mit der Polizei, einem Anwalt und der Versicherung. Er wollte so schnell wie möglich einen Rücktransport für mich nach Deutschland. Mein Bruder hingegen sprach ständig mit den Ärzten und mit mir über alles Wichtige in Bezug auf meine Genesung. Es war nicht leicht für ihn, aber er hatte eine wahnsinnige innere Stärke und kümmerte sich unfassbar liebevoll um mich. Unser eh schon enges Band wurde nun noch enger. Mein Vater brachte es nicht übers Herz, sich mit den medizinischen Aspekten auseinanderzusetzen, denn zu frisch waren noch die Wunden von Mamis Krankheit und ihrem Tod. Die beiden waren dementsprechend ein perfektes Team, das alles dafür tat, um mir wieder auf die Beine zu helfen. Im wahrsten Sinne des Wortes.

Der Schmerztiger zeigt seine scharfen Zähne

Es folgte eine zweite Operation, weil der Blutfluss der Gefäße in beiden Beinen kontrolliert werden musste. Die Ärzte bereiteten meinen Vater darauf vor, dass die postoperativen Schmerzen noch schlimmer sein würden, da sie das Gewebe der offenen Wunden an meinem linken Bein von Verunreinigungen und Fremdkörpern befreien müssten, gleichzeitig müsse abgestorbenes Gewebe entfernt werden, da es mir eine Blutvergiftung bescheren konnte. Alle, die schon einmal ihr Knie nach einem Fahrradunfall mit Jod gereinigt bekamen, haben einen klitzekleinen Eindruck davon, was mich erwartete.

Wie recht sie hatten: Die Schmerzen sind kaum auszuhalten. Sie bringen mich um den Verstand! Ich liege im Bett, und sie nehmen mir die Luft zum Atmen. Es dröhnt in meinem Kopf und ist, als wäre ein Raubtier mit scharfen Zähnen damit beschäftigt, sich durch meinen gesamten Körper zu fressen. Bisher war mein Körper wie eine gut geölte Maschine gewesen: Nichts hatte je geklemmt oder gequietscht. Ich kannte einfach keine körperlichen Schmerzen. Migräne, Bauchkrämpfe, Regelschmerzen? Das kannte ich lediglich vom Hörensagen. Ich hatte einen perfekten Körper, der mich nie im Stich gelassen und immer einwandfrei funktioniert hatte. Für mich eine Selbstverständlichkeit. Ich hatte gar nicht registriert, was für ein Glück ich bis hierhin gehabt hatte mit meiner guten Gesundheit.

Aber jetzt lag ich da, in diesem Bett auf einer Intensivstation in Australien. Mit einem einzigen Trümmerhaufen als Körper. Ich lag da wie gelähmt und konnte mich nicht einmal aus eigener Kraft umdrehen. Es war, als hätten die Schmerzen mich mit Nadeln am Bett fixiert, und jede Bewegung war die reinste Hölle. Vor wenigen Wochen hatte mich dieser Körper in Neuseeland noch auf den Tongariro Alpine Crossing getragen, und jetzt war er komplett »außer Betrieb«. Davon abgesehen wollte ich mich eh nicht umdrehen, weil jede kleinste Bewegung nur noch höllischer wehtat. In meinen Körper flossen vier Schmerzmittelinfusionen, und es fühlte sich wunderbar kühl an, wenn die Flüssigkeit in die Venen strömte. Hauptsächlich war es Morphium, das meine Schmerzen zumindest ein wenig lindern sollte. Das den gefräßigen Schmerztiger in Schach halten sollte. Ich hatte eine Schmerzpumpe, von der ich mir mit einem roten Knopf eine zusätzliche Dosis Schmerzmittel verabreichen konnte. Und diesen kleinen roten Knopf drückte ich ununterbrochen. Mehr und immer mehr.

Die Schmerzen fraßen mich komplett auf, sie verschlangen mich wie ein gieriges Monster, und die Wirkung dieses zusätzlichen Schmerzmittelshots hielt gerade zwei Minuten an. Was zur Folge hatte, dass ich nachts nicht länger als anderthalb Stunden »schlafen« konnte, weil es wieder Zeit für den Notfallshotknopf war. Diese Extradosen blieben natürlich nicht ohne Wirkung. Manchmal war ich regelrecht zugedröhnt: Ich lag zwar im Krankenhausbett, schwebte aber eigentlich in ganz anderen Sphären. Wie durch Watte hörte ich die Ärzte in meinem Zimmer und bekam doch nicht mit, worüber sie sprachen. Ehrlich gesagt waren diese Phasen eine kleine Erlösung, weil ich endlich nicht diesen unerträglichen Schmerzen ausgeliefert war. Weil ich endlich nicht bei klarem Verstand darüber nachdenken musste, was passiert war und was alles noch auf mich zukommen würde – sei es physisch oder psychisch.

Eines bekomme ich aber trotz Morphium ganz klar mit: Mami erscheint mir in der Anfangszeit. Natürlich könnte man das jetzt auf das Schmerzmitteldelirium schieben oder auf meinen schlechten Zustand, aber sie ist immer wieder da. Sie spricht mit mir und entschuldigt sich dafür, dass sie ihr Versprechen, wieder gesund zu werden, nicht hatte halten können. Dafür verspricht sie mir, mir jetzt zu helfen, von dem Ort aus, wo sie ist. Auch wenn sie zwar physisch nicht bei mir sein kann, werde ich doch immer ihr Kind bleiben, das von ihr beschützt wird. Das gibt mir eine immense Kraft. Ich bin so dankbar und glücklich über den Klang ihrer Worte. Manche Menschen nennen das Nahtoderlebnis. Ich weiß aber seit diesem Moment ganz sicher, dass Mami ein Engel ist, der über mich wacht. Mein ganz persönlicher Schutzengel.

Damit ich keine Druckstellen am Körper bekam, musste ich mehrmals am Tag gedreht werden. Es brauchte wegen all der Schläuche und Eisenstäbe des Fixateurs dafür vier Krankenschwestern. Ich hatte zwei Schläuche am Rücken und drei am Bauch. Bei jeder kleinsten Bewegung schrie ich auf. Es tat so unbeschreiblich weh. Jede Berührung fühlte sich an, als würde ich verbrennen. Die Schwestern sagten mir vor jeder Bewegung, dass ich den roten Knopf drücken sollte, aber das half nur bedingt. Einmal hörte ich eine der vier Krankenschwestern sagen, sie hätte noch nie so einen Fall wie den meinen gesehen. Ich weiß nicht, warum sie das in meiner Anwesenheit sagte, vielleicht weil sie dachte, ich würde es eh nicht mitbekommen, oder sie war einfach so geschockt, dass sie sich nicht traute, mich anzufassen. Ihre Worte beunruhigten mich. Wenn sogar eine erfahrene Pflegekraft bei meinem Anblick und bei meinem Zustand geschockt war, was bedeutete das dann für meine Chance, gesund zu werden? Wie schlimm war es wirklich? Diese Gedanken sorgten wieder dafür, dass sich die Angst anschlich und es sich in meinem Magen bequem machte.

Generell hatte ich großes Glück mit den Schwestern: Paula aus Polen war unheimlich liebevoll und fürsorglich. Während einer extrem schlimmen Schmerzphase setzte sie sich stundenlang an mein Bett und ließ mit einem Schwamm gefiltertes Wasser über meine Handrücken laufen, dort, wo es ein paar Stellen ohne Schnittwunden und verklebtes Blut gab. Ich ließ es einfach über mich ergehen, es war wie Balsam für meine Seele. Es machte den Schmerz ein bisschen erträglicher, weil es einfach herrlich war, das erste Mal seit dem Unfall wieder Wasser auf der Haut zu spüren. Mein restlicher Körper war orange vom Desinfektionsmittel. Aber es war auch so viel mehr als das. Diese Berührungen, die sanfte Stimme, das Gefühl, dass jemand da war, der Trost und Wärme spendete, der es schaffte, dass ich mich ein bisschen besser fühlte – das war einfach unendlich wichtig.

Ich lag jeden Tag und den ganzen Tag mit diesen unfassbaren Schmerzen in diesem Zimmer am anderen Ende der Welt. Ich hatte riesige Angst, nicht wieder laufen zu können, und fühlte mich oft völlig verloren. Ich trauerte um Ronny und über das, was aus meinem großen Traum geworden war. Warum war dieser Scheißunfall gerade während meiner Reise passiert? Warum musste Ronny sterben? Und warum mussten Papi und Thomas schon wieder so große Angst um jemanden haben? Diese Gedanken waren meine Begleiter, und umso schöner war es, wenn eine der Schwestern mich durch liebevolle Berührungen und freundliche Worte ein wenig beruhigen konnte. Oft waren es Kleinigkeiten, die für mich in dem Augenblick die Welt bedeuteten. Eine Krankenschwester kämmte mir beispielsweise die Haare und flocht mir anschließend einen Zopf, damit meine Haare durch das Liegen nicht völlig verfilzten. Eine kleine Geste mit einer großen Wirkung.

Mein Sorgenkind

Die große Wunde am linken Bein wollte einfach nicht heilen, denn durch die Trümmerfraktur fehlte zu viel Gewebe am Sprunggelenk. Es war also Zeit für die nächste Operation. Dieses Mal wollten plastische Chirurgen versuchen, die Wunde zu schließen. Vom Rücken entnahmen sie mir also Muskeln, vom rechten Oberschenkel einen Hautlappen und führten eine Hautverpflanzung auf die Wunde durch.

Als ich nach der Operation aufwache, sind die Schmerzen kaum auszuhalten. Der Oberschenkel, von dem die Haut entnommen wurde, brennt wie Feuer. Durchgehend – der Schmerztiger gönnt mir keine Pause. Die Unterseite meines rechten Arms ist bis zum kleinen Finger taub aufgrund der Muskelentnahme am Rücken. Ich zittere am ganzen Körper. Es ist so bitterkalt im Aufwachraum. Meine Zähne klappern, während sich mein Körper unter den Schmerzen windet. Bis die Schmerzmittel dann auf der Intensivstation wirken, dauert es 20 bis 30 Minuten. Minuten, die sich anfühlen wie Tage. Tage, in denen der Schmerztiger in mir faucht und wild um sich beißt. Bis das Morphium ihm endlich zumindest einen kleinen Maulkorb verpasst.

Da ich mich immer noch in einer kritischen Phase befand, hatte ich ein eigenes Zimmer auf der Station und immer jemanden, der sich durchgehend nur um mich kümmerte. Rundumbetreuung sozusagen. Und jede liebevolle Geste hatte eine unbeschreiblich große Bedeutung für mich. Einmal hatte ich eine besondere Krankenschwester. Sie setzte sich stundenlang zu mir ans Bett und strich mir vorsichtig über das Haar und den Kopf. Ich saugte jede dieser kleinen Berührungen auf, sie waren Trost, Sicherheit und auch ein wenig Hoffnung. Wie lieb es von ihr war, sich die Zeit zu nehmen und alles dafür zu tun, dass ich wenigstens kurz durchatmen konnte. Solche Menschen waren wie Engel und taten in dieser Zeit so viel mehr für mich, als ihnen wohl selbst bewusst war. Das zeigt deutlich, wie wichtig diese Berufe in unserer Gesellschaft sind und dass es definitiv an der Zeit ist, sie mehr zu würdigen. Sowohl durch angemessenen Lohn als auch durch Wertschätzung. Die Schwester und ich fanden heraus, was meine Schmerzen zumindest ein wenig lindern konnte: Es gab eine bestimmte Position mit mehreren Kissen, in der mir alles nicht mehr so wehtat. Ich blickte die Schwester dankbar an. Sie lächelte und drückte meine Hand. Ich bat sie, diese Position für die anderen Pflegekräfte in das Übergabebuch zu notieren, aber leider blieb es nur bei dem einen Mal, an dem sie für mich zuständig war. Aber selbst diese paar Stunden, in denen der Schmerztiger Sendepause hatte, waren Gold wert.

Papi und Thomas versuchten in einer Unterkunft in der Nähe des Krankenhauses unterzukommen, aber in Adelaide fanden gerade gleichzeitig eine große Messe und ein Festival statt und dementsprechend überfüllt war die Stadt. Durch Zufall entdeckten sie bei einem Spaziergang ein Apartment gegenüber der Klinik und konnten dort einziehen. Jetzt waren sie ganz unkompliziert in meiner Nähe, das war so wichtig. Nicht nur für mich, sondern auch für die beiden. So waren sie in meiner Nähe und konnten alles für mich tun, was in dieser Situation möglich war.

Dennoch war es die Hilflosigkeit, die meinen Vater und meinen Bruder regelrecht auffraß. Morgens besuchte mich Papi stundenlang, nachmittags war Thomas bei mir. Für meinen Vater war es besonders schlimm, dass er nichts an meinem Zustand ändern konnte. Ich war doch schließlich seine Tochter und er mein Fels in der Brandung. Aufgrund der Hilflosigkeit wurde er wahnsinnig nervös, er wollte immer alles managen und andauernd mit den Ärzten sprechen. Ich musste ihn manchmal regelrecht dazu zwingen, die Intensivstation zu verlassen und draußen mal durchzuatmen. Thomas und ich waren seit unserer Kindheit wie Pech und Schwefel, das wurde jetzt noch verstärkt. Er kümmerte sich liebevoll um mich, sprach mit den Ärzten und brachte mir dann die Informationen so schonend wie möglich bei. Es sollte nicht lange dauern, bis dies eine echte Herausforderung für ihn werden sollte.

Von all den lieben Krankenschwestern, die meine Zeit auf der Intensivstation ein wenig erträglicher machten, ist mir Alex besonders im Gedächtnis geblieben. Sie ist eine richtige Globetrotterin und liebt ihren Beruf, weil sie ihn überall auf der Welt ausüben kann. Immer wenn ich – in fernen Morphiumsphären schwebend – »bei Verstand« war und sie Dienst hatte, saß sie bei mir und erzählte von ihren Reisen. Diese Geschichten waren – nicht überraschend – eine ganz besondere und effektive Medizin für mich. Ich saugte sie regelrecht auf. Vor allem liebte ich ihre Erzählungen über Vietnam – eigentlich mein nächster Stopp nach Australien. Ich lag also in meinem Bett und hörte ihr mit leuchtenden Augen zu – was meinen Schmerztiger für kurze Zeit zum Schlummern brachte. Alex war eine reine Inspirationsquelle. Ihre spannenden, witzigen und verrückten Reisegeschichten motivierten mich noch mehr zum Weiterkämpfen.

Das Handtuch werfen? Kommt nicht infrage! Mein Traum einer Weltreise ist noch nicht wahr geworden. Auch wenn mich die Schmerzmittel und der gefräßige Schmerztiger von klaren Gedanken fernhalten, weiß ich, dass ich niemals aufgeben werde!

Worüber ich mich immer besonders freute, waren Valis Besuche. Der Anblick ihres Gesichts, die Gespräche mit ihr – das fühlte sich alles so vertraut an, wie Heimat. Und dieses Heimatgefühl wurde noch ein bisschen größer, als eines Tages ihr

Freund Karsten neben meinem Bett stand. Glücklich lächelte ich ihn an. Als er von dem Unfall gehört hatte, war er sofort ins nächstmögliche Flugzeug gestiegen und nach Adelaide geflogen, um für Vali da zu sein. Er hatte sich riesige Sorgen gemacht. Er wusste aus eigener Erfahrung, wie so ein Unfall ausgehen konnte: Vor einem knappen Jahr war sein Vater mit dem Motorrad tödlich verunglückt.

Weitere Lichtblicke in meiner kleinen Welt aus Schmerzen und Morphium waren Anrufe und Faxe von Freunden und Familie zu Hause. Jedes Lebenszeichen von ihnen brachte Licht auf die triste Intensivstation. Meine Stimme war zwar schwach, und ich konnte nur flüsternd maximal drei Minuten telefonieren – auch wegen des Morphiums –, aber am Telefon zu hören, dass mich meine Lieben vermissten und an mich dachten, gab mir Kraft. Immer wieder sagten sie mir, dass ich eine Kämpfernatur sei, eine starke Persönlichkeit, und dass ich nicht aufgeben solle, weil sie mich liebten und vermissten. Eine bessere Motivation zum Durchbeißen und Gesundwerden konnte es nicht geben. Die Nachricht unseres Unfalls verbreitete sich wie ein Lauffeuer. Die Situation war für meine Lieben zu Hause auch nicht leicht, zumal ich so weit weg war und mich niemand einfach mal eben besuchen konnte.

Vier Tage nach der dritten Operation folgte bereits die nächste. In stundenlanger Arbeit wollten die Ärzte mein linkes Knie wiederherstellen – oder es zumindest versuchen. Allerdings war ich noch keine 30 Minuten aus dem Saal draußen, als ich wieder reingeschoben wurde. Dr. Chris, der die Muskeltransplantation kontrollierte, hatte festgestellt, dass der mühsam transplantierte Muskellappen blass und kalt gewesen war und abzusterben drohte. Es war ihm anzumerken, wie leid ihm das tat. Die plastischen Chirurgen hatten alles dafür gegeben, damit die Transplantation klappte, und als sie nun zu scheitern drohte, litten sie mit mir. Also ging es zurück in den OP-

Saal, um die venöse Stauung zu beheben. Nur so würde ich die transplantierten Muskellappen, die extrem aufwendig verpflanzt wurden, behalten können.

Unter den grellen Neonlichtern im OP-Saal zeigte sich mal wieder, dass die australischen Ärzte nicht die unnahbaren Götter in Weiß waren, sondern liebevoll und fast schon freundschaftlich mit ihren Patienten umgingen. Ich wusste, dass Dr. Chris zwei kleine Kinder hatte, und zog ihn auf, er könne mich doch nicht schon wieder operieren, er soll doch mal heim zu seinen Kids gehen. Er antwortete daraufhin: »Jetzt geht deine OP vor, dann sehen wir weiter. Soll ich dir mal Fotos meiner Kinder zeigen?« Diese persönliche und liebe Geste hat mir wahnsinnig geholfen in diesem kalt wirkenden Operationssaal und ein Gefühl von Geborgenheit gegeben. Damit der erneut verpflanzte Muskellappen nicht wieder absterben würde, bekam ich zwei neue Freunde: Harry und Sally, wie Alex und ich die medizinischen Blutegel nannten, die mir postoperativ auf die Wunde gelegt wurden.

Von da an wurde ich alle zwei bis vier Tage operiert. Die Ärzte wollten nicht alles auf einmal »reparieren«, weil das meinem geschundenen Trümmerkörper einfach nicht zugemutet werden konnte. Also gab es für mich Operationen in Etappen. Eine lange Odyssee begann. Mit dabei war immer ein Gedanke: Ich muss wieder laufen können! Zuerst gab es aber die nächste Niederlage: Der transplantierte Muskellappen war nicht mehr vital und musste entfernt werden. Nicht nur für mich, sondern auch für die Ärzte war dies eine riesige Enttäuschung. Jetzt fiel auch das erste Mal das Stichwort Amputation.

Beinhart – der Kampf um mein Bein

Es begann ein regelrechter Kampf um mein linkes Bein. Während die erfahrenen Ärzte bereits von Amputation sprachen, als mein transplantierter Muskellappen entfernt werden musste, wollte das junge Team der plastischen Chirurgen noch nicht aufgeben. Sie wollten mein linkes Bein retten. Und auch für Papi und Thomas kam eine Amputation nicht infrage. Ich kämpfte hier jeden Tag um mein Leben, und sie wollten mich gesund – und vor allem auf beiden Beinen – zurück nach Hause bringen. Ich war Mitte 20 und sollte nun ein Bein verlieren? Nein, das ging nicht! Also wurde weitergekämpft.

Die Ärzte wollten es ein zweites Mal mit der Transplantation eines Muskellappens versuchen – und auch ich wollte das von ganzem Herzen. Ich wollte mir später nicht selbst vorwerfen müssen, ich hätte nicht alle Möglichkeiten ausgeschöpft, also war ich für diesen zweiten Versuch. Es ging schließlich nicht um den Verlust eines materiellen Gegenstands, sondern um mein Bein! Dennoch informierten die Ärzte meinen Bruder und meinen Vater über die Möglichkeit einer Amputation, sollte auch der zweite Muskellappen nicht lebensfähig sein. Ein durchaus realistisches Risiko. Die Ärzte klärten sie also prophylaktisch über Prothesen und deren gute Qualität heutzutage auf. Und versuchten ihnen zu vermitteln, dass man auch nach einer Amputation ein gutes Leben führen könne.

Mein Bruder sprach nun auch mit mir über das Thema Prothese. Auch wenn ich nach wie vor fest entschlossen war, mit aller Macht um mein linkes Bein zu kämpfen, schwebte nun mal das Damoklesschwert der Amputation über mir. Und Thomas wollte mich von Anfang an liebevoll und schonend auf diese Möglichkeit vorbereiten. Mir wurde erst viel später klar, wie schwer es für einen 23-Jährigen gewesen sein muss, seiner Schwester solch schlimme Nachrichten überbringen zu müssen. Aber er zeigte auch hier eine wahnsinnige innere Stärke und erzählte mir von Paul McCartneys Exfrau Heather Mills, die trotz Beinprothese an der TV-Show *Dancing with the Stars* teilgenommen hatte. Mit Prothese kann man heutzutage so vieles machen.

Für mich stand ein Aspekt über allen anderen: Ich wollte wieder gehen können. Über das Wie machte ich mir noch keine Gedanken, denn wir alle glaubten einfach fest daran, dass die zweite Transplantation gelingen würde. Thomas, der damals Maschinenbau studierte, stellte eine Wahrscheinlichkeitsrechnung für das Gelingen der zweiten Operation auf mit dem Ergebnis 1 : 40 – die Statistik war also auf meiner Seite. So gut das klang, so schlimm waren meine Schmerzen, und sie wurden schlagartig immer schlimmer. Es war, als hätte der Schmerztiger neue Kraft geschöpft und würde nun mit Zähnen und Klauen nach meinem Körper – vor allem nach meinem linken Bein – greifen. Er knurrte nicht mehr, er brüllte und packte mich immer und immer wieder. Die Schmerzmittel halfen eigentlich gar nicht. Einmal war es so unerträglich, dass ich mein eigenes Versprechen brach und mir die Kraft, weiter um mein Leben zu kämpfen, ausging.

Ich kann nicht mehr kämpfen. Ich will nicht mehr. Der Tiger hält mich in Schach. Ich liege da wie gelähmt, starre die Zimmerdecke an. Der Schmerz durchflutet meinen Körper in heißen Wellen. Was ist nur passiert? Eine Sekunde stehe ich voll im Leben, erfülle mir meinen Herzenstraum und bin voller Vorfreude auf den Sonnenuntergang am glühend roten Uluru. Und in der nächsten liege ich hier im Krankenhaus, und mein Körper ist

ein einziger Trümmerhaufen. Wie konnte eine einzige Scheiß-
sekunde mein ganzes Leben um 180 Grad drehen? Ich will einfach mein Leben zurück! Ich will meinen Körper zurück! Ich
will zu Hause sein, bei Mami. Dann ist alles gut. Ich will nicht
mehr mit diesen unerträglichen Schmerzen leben. Ach, Ronny.
Du hast es gut. Du bist erlöst und musst keine Schmerzen ertra-
gen. Ich wünschte, ich wäre auch erlöst. Ich wünschte, ich wäre
bei dir. Und bei Mami ...

Horrortrips

Ich sagte meinem Bruder, dass ich diese Schmerzen nicht mehr aushielte. Für ihn muss es absolut furchtbar gewesen sein, in seiner Hilflosigkeit diese Worte von mir zu hören, aber ich konnte einfach nicht mehr. Das Schmerzteam beriet sich und entschied, mir ein weiteres Schmerzmittel zu geben: Ketamin. Ein Narkosemittel, das hauptsächlich in der Tiermedizin eingesetzt wird. Unter bestimmten Umständen – wie beispielsweise zu starken Schmerzen – kommt es auch bei Menschen zum Einsatz. Die gute Nachricht: Meine Schmerzen wurden durch das Ketamin gelindert. Die schlechte: Ich hatte Halluzinationen und Horrortrips von der übelsten Sorte. Wahnvorstellungen hatten den Schmerztiger als meine neuen Begleiter abgelöst.

Ich werde verrückt. Hilfe! Ich bin gefangen in meinem eigenen Körper! Ich kann den anderen nicht einmal sagen, was mit mir los ist, ich bin eingesperrt. Eingesperrt in mir selbst. Aber warum? Und warum hört mich denn niemand? Warum schauen mich alle so entsetzt an? Statt mir zu antworten?! Hilfe! Ich glaube, ich werde verrückt! Warum hört denn niemand, dass ich ihnen das mitteilen will? Was passiert mit mir? Und wieso löst sich jetzt auch noch mein ganzes Zimmer auf? So Stück für Stück ... Hallo?! Warum hilft mir denn niemand? Hier löst sich alles auf ... selbst ich ...

Die Trips waren unbeschreiblich und schrecklich. Einmal lösten sich die Moleküle nacheinander im Raum auf, erst die Wand, dann der Raum und schließlich meine Füße. Ich verschwand.

Irgendwann sah ich nur noch das Universum. Und ich konnte nichts dagegen tun! Ein anderes Mal war ich Gott und die gesamte Menschheit von mir abhängig. Über den Papst und die Medien musste ich mit allen Menschen kommunizieren, obwohl ich selbst die größte Todesangst verspürte. Aber ein Ketamintrip war noch schlimmer als alle anderen. Noch heute zieht sich in mir alles zusammen, wenn ich daran denke: Ich befand mich in einer anderen Sphäre. All meine verstorbenen Familienmitglieder und einige wenige Freunde teilten mir mit, sie würden im Himmel auf mich warten. Ich solle doch endlich zu ihnen stoßen. Es gab nur zwei Menschen auf der Erde, die mich davon abhalten wollten, mich auf den Weg zu machen: Papi und Thomas. Als die Wirkung des Ketamins langsam nachließ, befand ich mich plötzlich wieder in meinem Bett auf der Intensivstation. Aber die Stimmen schwirrten immer noch durch meinen Kopf. Ich sah meinen Bruder am Bettrand stehen und brüllte wie von Sinnen: »Please kill me! Please just kill me!« Ich schrie immer lauter und konnte mich nicht beruhigen – bis dann jemand vom Krankenhauspersonal mit einer Beruhigungsspritze angerannt kam und sie mir in den Arm stieß. Thomas stand wie erstarrt mit weit aufgerissenen Augen daneben. Für ihn muss dieser Ausbruch die Hölle gewesen sein, er wusste schließlich nicht, was mit mir passiert war. Nachdem die Spritze wirkte, lag ich apathisch da, und keiner hatte meine Qualen mitkriegen können. Ich war in meiner ganz eigenen Hölle in meinem Inneren gefangen. Eine Hölle, zu der die Ärzte und meine Familie keinen Zugang hatten. Das war schrecklich einsam. Papi fragte die Ärzte, was mit mir los sei, aber diese konnten sich das auch nicht erklären. Es gab die Vermutung eines Hirnschlags. Mein Vater dachte, ich könnte bald sterben, und fand einen Pfarrer, der mir die letzte Ölung, die Krankensalbung, gab. Ein schreckliches Déjà-vu – wie bei Mami im Krankenzimmer in Österreich. Nur dass dieses Mal ich im Bett lag. Und mein Bruder und mein Vater sich damit auseinandersetzen mussten, nach

Mami nun vielleicht auch mich gehen lassen zu müssen. Ein wahrer Alptraum.

Aber ich lebte weiter! Und das nächste Gefecht in diesem Kampf stand an. Drei Tage nachdem die Entscheidung für einen zweiten Muskellappen gefallen war, wurde ich erneut operiert. Es war die siebte Operation. Das gesamte Team kannte mittlerweile meinen Namen, und so hörte ich immer, wenn ich in den Saal geschoben wurde: »Das ist die letzte OP, Christina. Wir wollen dich hier nicht mehr sehen!« Ein frommer Wunsch ... Das Schicksal meines linken Beines hing am seidenen Faden. Dieses Mal wollten die Ärzte Muskeln von der rechten Seite meines Rückens und Spalthaut vom linken Oberschenkel transplantieren. Gesagt, getan. Nach dem Eingriff wurde ich von der Intensiv- auf eine Überwachungsstation verlegt, um den neu verpflanzten Muskellappen besser kontrollieren zu können. Von diesem Stück Gewebe hing meine Gesundheit, die Zukunft meines linkes Beins ab. Doch auch dieses Mal wurde der Lappen avital, er wurde also erneut nicht richtig durchblutet, drohte abzusterben und musste schließlich entfernt werden. Nach drei Wochen war der Kampf verloren: Das Bein musste amputiert werden.

Wettlauf gegen die Zeit

Am Korridor vor der Intensivstation überbrachte das Ärzteteam meinem Vater die Nachricht: Mein linkes Bein war nicht mehr zu retten. Es würde keine weiteren Rettungsversuche mehr geben, und eine Amputation war nun die einzige Option. Mein Vater brach völlig verzweifelt in Tränen aus. Man solle doch bitte ihm beide Beine abnehmen statt eines seiner Tochter. Er war der Vater, der alles dafür gegeben hätte, seinem kleinen Mädchen das Schlimmste zu ersparen. Aber nichts machen konnte. Er war in seiner Hilflosigkeit und seinem Schmerz gefangen, er stand kurz vor einem Zusammenbruch. Weitere Ärzte sprachen mit Papi und Thomas, denn es musste an diesem Tag eine Entscheidung gefällt werden, ob eine Amputation stattfinden konnte oder nicht. Aufgrund der lebensbedrohlichen Situation würden die Ärzte einen Tag später selbst entscheiden müssen. Die Laborwerte zeigten eine Sepsis bei mir, es zählte also jede Sekunde. Sie machten deutlich, dass sie sich zugunsten der Amputation entscheiden würden, denn es gab ähnliche Fälle, in denen zu spät gehandelt wurde und die Patienten trotz Amputation an einer Blutvergiftung gestorben waren.

Es gab für die Ärzte noch ein weiteres Argument, das für die Amputation sprach: eine bessere Lebensqualität für mich. Das Bein war viel zu zerstört, um wieder gut funktionieren zu können. Zudem würde es die Heilung meines rechten Beins beeinträchtigen. Erneut betonten sie, wie gut man heutzutage mit einer Prothese leben könne. Doch mein Vater konnte es nicht akzeptieren. Die ganzen Argumente der Ärzte drangen vielleicht in seinen Kopf, aber nicht in sein Herz vor. Er war nicht bereit, mein Bein aufzugeben, und so stand er in ständigem Kontakt zu befreundeten Medizinern in Deutschland. Er wollte mich nach Hause bringen lassen, damit Ärzte dort einen dritten Rettungsversuch starten könnten. Er wollte eine Telefonkonferenz zwischen den deutschen und den australischen Ärzten organisieren, aber Letztere lehnten es ab. Man könne unmöglich über Telefon meinen Zustand analysieren und erklären. Außerdem war ich alles andere als transportfähig! Meine Lage war prekär, und ich hätte ganz sicher einen Krankenflug nach Deutschland nicht überstanden. Ein 22-Stunden-Flug, bei dem es jederzeit zu Turbulenzen und Druckabfall hätte kommen können, wäre definitiv lebensbedrohlich gewesen.

Plötzlich bekam ich hohes Fieber, was mein Leben ebenfalls gefährdete. Die Laborergebnisse der letzten Tage zeigten multiple Sepsisereignisse, also Blutvergiftungen aufgrund einer hohen Anzahl lebensbedrohlicher Bakterien. Ein Wettlauf gegen die Zeit begann. Um mein Leben zu retten, ging es nun nicht mehr darum, *ob* amputiert werden sollte, sondern *wie*. Der Chefarzt der Orthopädie wollte oberhalb des Knies amputieren. Zwei Tage zuvor waren aber zwei seiner Kollegen auf meinen Vater zugegangen und hatten ihm dringend dazu geraten, dass unbedingt unterhalb des Knies amputiert werden müsse, falls es dazu kommen sollte. Das Knie ist für sämtliche Aktivitäten mit Prothese unendlich wichtig. Auch Papis Arztfreunde in Deutschland plädierten einstimmig für eine Amputation unterhalb des Knies. Mein Vater und Thomas führten lange Diskussionen mit dem Chefarzt und kämpften nun nicht mehr für den Erhalt meines Beines, sondern meines Knies – um das Bestmögliche in dieser Situation noch für mich herauszuholen.

Der Arzt bestand auf seiner Meinung, denn es würde wohl meine Lebenschance erhöhen, wenn sie oberhalb des Knies amputierten. Außerdem sei es durch den Unfall dermaßen zerstört, dass ich es wahrscheinlich eh nur noch unter Schmerzen bewegen könnte. Oder es früher oder später von selbst versteifen würde. Aber mein Vater gab nicht auf, nicht solange auch nur die geringste Chance bestand, dass ich mein Knie später möglichst schmerzfrei bewegen können würde. Er appellierte verzweifelt an den Arzt: »Ich kenne den Willen meiner Tochter! Sollte sich herausstellen, dass sie es nur mit Schmerzen bewegen kann, kann man später immer noch oberhalb des Knies amputieren. Aber wir müssen es zumindest versuchen!« Auch wenn dieser nach wie vor dagegen war, kam er gegen Papi nicht an. Schließlich einigten sie sich auf einen Kompromiss: Man würde bei der Operation schauen, wie schlimm das Gewebe unterhalb des Knies verletzt war, und dann spontan entscheiden. Keine große Chance, aber immerhin eine Chance.

Zunächst wurde mein Schmerzmittel heruntergedreht, denn mein Bruder wollte mir die Entscheidung mitteilen, und ich sollte dabei klar denken können. Wieder eine schwere Aufgabe für meinen Bruder. Und wieder eine, die er mit größter Tapferkeit und Stärke meisterte. Es dauerte Stunden, bis mein Verstand langsam klar wurde. Währenddessen sprachen Thomas und mein Vater mit den Ärzten. Als sich der Schleier, der über meinem Verstand lag, langsam lichtete, sah ich Thomas weinend an meinem Bett stehen.

»Thommy, warum weinst du denn?« Verwundert sehe ich meinen Bruder an. »Tina, es tut mir so leid, dein Bein muss amputiert werden. Es tut mir so schrecklich leid.« Tränen laufen ihm über die Wangen, und er sieht so hilflos, so verletzlich aus. Ein Bruder, der seiner Schwester beibringen muss, dass sie ein Körperteil verlieren wird. Er sammelt sich mühsam und listet mir die Argumente für diese ärztliche Entscheidung auf. Das linke Bein will einfach nicht heilen, und sie können es nicht mehr retten. »Aber du hast mir doch schon vor ein paar Tagen gesagt, dass ich mit einer Prothese wieder laufen kann!« – »Ja, schon, Tina, aber verstehst du nicht? Dein Bein muss amputiert werden!«

Ich glaube, all die Drogen, die mir gegen den Schmerztiger verabreicht wurden, trugen dazu bei, dass ich das alles gar nicht richtig begriff. Aber ich hatte auch keine Kraft mehr. All diese Operationen, all diese schlimmen Schmerzen. Ich wollte nur noch meine Ruhe. Und sollte mir eine Amputation diese bringen, dann war das eben so. Das Wichtigste war nach wie vor, dass ich wieder gehen konnte – das Wie war zweitrangig.

Nach wie vor befanden wir uns in einem Wettlauf gegen die Zeit, die verschiedenen Blutvergiftungen bedrohten mein Leben. Noch am selben Tag lernten wir Dr. Fergusson kennen – er sollte am nächsten Tag meine Amputation durchführen –, einen erfahrenen, etwa 50-jährigen Schotten, der mich dank seiner Größe von fast zwei Metern und seinen riesigen Händen an einen waschechten Wikinger erinnerte. Auf ihn trifft der Spruch zu: harte Schale, weicher Kern. Dieser riesige Arzt war so feinfühlig und sensibel, dass ich ihm von Anfang an vertraute. Abgesehen davon war er ein großer FC-Bayern-Fan, der nachts extra aufstand, um sich die Spiele anzusehen. Dr. Fergusson nahm sich viel Zeit, um Thomas und meinem Vater ganz genau den Ablauf des Eingriffs und der Zeit danach zu erklären.

An Karfreitag, 6. April 2007, fand die Amputation statt. Wie passend. Im Englischen heißt Karfreitag »Good Friday«, und Papi fragt sich heute noch, was an diesem Tag gut gewesen sein soll, denn für ihn war es schlicht schrecklich. Mehr noch: Der Tag, an dem mein Bein amputiert werden musste und er als Vater nichts dagegen tun konnte, war für ihn der schlimmste seines ganzen Lebens. Aber allen, auch denen zu Hause, mit denen die beiden telefonierten, war völlig klar: Lieber eine Tina mit einem Bein als gar keine Tina. Und wie sich für mich später rausstellen sollte, kann aus einer der schlimmsten Situationen auch etwas Gutes entstehen. Bis ich das aber begriff, sollte es noch eine ganze Weile dauern.

Als ich dieses Mal in den OP-Saal geschoben wurde, war etwas anders: Dieses Mal durften mein Vater und mein Bruder mich bis zur OP-Tür begleiten. Es war so schön, auf diesem unendlich schweren Weg nicht allein sein zu müssen. Obwohl mir die Amputation an sich und auch die bange Frage, ob ich mein Knie behalten würde oder nicht, zu diesem Zeitpunkt gar nicht wirklich klar war. Ich fand es einfach nur schön, meine Familie an meiner Seite zu wissen.

Little Leg

Ich wache auf der Intensivstation auf und öffne langsam die Augen. Meine Lider fühlen sich schwer an. Es kostet mich Mühe, sie zu heben. Automatisch schaue ich als Erstes auf meine Beine. Rechts sehe ich wie gehabt den Fixateur, mittlerweile ein guter alter Bekannter. Links erkenne ich nur ein großes, von Tüchern bedecktes Gestell. Mein linkes Bein kann ich also nicht sehen. Mein linkes Bein, das eigentlich gar nicht mehr da ist? Mein Herz klopft stark, und mein Magen verkrampft sich. Ich sehe meinen Bruder ängstlich an. »Du hast dein Knie behalten können. Aber es ist nach wie vor kritisch«, erwidert er meinen fragenden Blick.

Dr. Fergusson hatte wirklich Knochenscheibe um Knochenscheibe amputieren müssen, weil er während des Eingriffs feststellte, dass Teile des Gewebes im Beininneren bereits abgestorben waren. Der Grund für die generalisierte Sepsis. Die Amputation war also höchste Eisenbahn gewesen, und ich war haarscharf am Tod vorbeigeschlittert. Dabei wollte ich doch keineswegs erneut beim Boandlkramer auf den Karren steigen ...

Für das Tragen einer Unterschenkelprothese braucht man eine bestimmte Länge vom Unterschenkel, an dem sie befestigt werden kann. Und genau dort war das Gewebe zum Glück noch gesund. Mein Leben hatte also wortwörtlich auf Messers Schneide gestanden. Die Ärzte ließen das Bein nach der Operation für die nächsten 48 Stunden offen, damit sie beobachten konnten, ob das Gewebe auf Amputationshöhe trotz der generalisierten Sepsis vital und gesund blieb. Die Frage, ob ich mein

Knie behalten konnte, war also nach wie vor so offen wie mein Bein selbst. Die Ärzte, meine Familie, ich – wir alle waren furchtbar angespannt und beteten, dass nicht noch mehr amputiert werden musste.

In Bezug auf die Amputation generell passierte noch eine merkwürdige Geschichte, die mich in meinem spirituellen Glauben bestärkte. Beim Unfall ging meine Uhr kaputt. Ja, genau die Uhr, die ich bereits erwähnt habe, die im Moment von Mamis Tod angehalten hatte und 24 Stunden später von selbst wieder lief. Nun war aber das Glas kaputt, und sie stand erneut still. Papi fand sie in der Nachttischschublade meines Zimmers auf der Intensivstation, wahrscheinlich wurde sie mir bei der ersten Notoperation abgenommen. Ich bat Papi, sie reparieren zu lassen, weil sie mir so unheimlich viel bedeutete. Sie erinnert mich an Mami und war ein Geschenk von ihm gewesen. Ein paar Tage später – mittlerweile versuchte man krampfhaft, mein Bein zu retten – bekam ich sie zurück und legte sie an. Aber sie lief nicht mehr richtig, und es wurde ständig eine falsche Zeit angezeigt. Kurz vor meiner Amputation brachte Papi sie erneut zum Uhrmacher. Ich bekam sie nach dem Eingriff erneut zurück. Und siehe da: Seit diesem Zeitpunkt läuft sie wieder auf die Sekunde genau … und mir ging es schlagartig besser.

Die Ärzte sprachen bei der Visite nun von meinem »Stumpf« – ein furchtbar unschönes Wort. Thomas, der mit im Raum war, unterbrach und korrigierte sie: »›New little leg‹. Wir nennen es nicht Stumpf, sondern das ›neue kleine Bein.‹« Die Ärzte lächelten. Der Name sprach sich beim gesamten Krankenhauspersonal herum und setzte sich durch. »Stumpf«, das klang in unseren Ohren so wertlos. Nach diesem schweren Kampf hatte ich zwar meinen Unterschenkel verloren, aber hey, es war immer noch mein Bein! Und dieses Bein verdiente einen Kosenamen, weil es nach wie vor wertvoll für mich war und ist. 48 Stunden nach der Operation kam der Chefarzt zu mir, um nach dem »little leg« zu schauen. Ich sehe heute noch vor mir, wie er am Fußende meines

Bettes steht und die Tücher vorsichtig hochhebt. Mein Herz klopft wie wild, ich sehe ihn erwartungsvoll an, und seine Sätze machen mich unfassbar glücklich: »Looks very good, Christina! We're going to close your little leg now.«

Erleichterung durchströmt mich. Endlich gute Nachrichten! Nach all den Hiobsbotschaften der letzten Wochen sauge ich diese positiven Worte in mich auf. Ich kann es kaum erwarten, das Papi und Thomas zu sagen! Ich bin so dankbar, dass ich mein Knie behalten kann. Dass die beiden so für mich und mein Knie gekämpft haben. Obwohl der Chefarzt anderer Meinung gewesen war, stand meine Familie mit ganzem Einsatz für mich ein und wollte das Beste für mich rausholen. Es zeigt, wie wichtig es ist, die Entscheidungen anderer über einen selbst zu hinterfragen und sich für das einzusetzen, an das man glaubt. Jetzt bin ich glücklich, dass sich die Entscheidung für mein Knie als richtig erwiesen hat.

Es war Thomas, der mich vorsichtig fragte, ob ich es nicht schlimm fände, dass mein Bein amputiert worden war. Ich schüttelte den Kopf. Nein, war es nicht, denn endlich waren die Schmerzen weg, und diese Kette an Operationen hörte auf. Ich wollte nur meine Ruhe. Ob es wirklich schlimm für mich war, konnte ich in diesem – ersten schmerzfreien – Moment noch gar nicht beurteilen. Drei Tage später folgte die zehnte Operation und somit die letzte in Australien. Die Chirurgen deckten das kleine Bein mit einem Hauttransplantat ab, das sie vorher meiner linken Wade entnommen hatten. Einerseits eine gruselige Vorstellung, ein Stück Exwade auf der Innenseite meines kleinen Beins zu haben, aber andererseits auch ein schönes Souvenir meines Unterschenkels ...

Nach der Operation wachte ich wieder auf der Intensivstation auf. Thomas und Papi waren auch da. Mein erster Blick glitt zu meinem Bein – und das war er: der Moment, in dem mir zum ersten Mal richtig bewusst wurde, dass mir mein linker Unterschenkel amputiert worden war. Dass er weg war. Für immer.

Ich liege in meinem Bett. Die Geräte um mich piepsen. Ich atme schwer. Ganz langsam wandert mein Blick nach unten. Dorthin, wo sich normalerweise die Bettdecke über die ausgestreckten Beine wölbt. Wo die Beine eigentlich Hügel in die Bettlandschaft zaubern. Rechts sieht alles aus wie gehabt, und mein Bein liegt ruhig da, die Bettdecke wölbt sich darüber. Doch links ist … nichts. Nur ein glattes Laken. Eine gerade, weiße Fläche ohne Wölbung, ohne Lebenszeichen. Das stimmt doch so nicht! Das Bild ist doch so falsch!

Ich weine. Unaufhörlich laufen mir die Tränen über die Wangen. Jetzt ist es durchgedrungen: Mein Bein ist weg. Unwiederbringlich. Man kann es nicht wieder »dranoperieren«, und es wächst auch nicht mehr nach. Mein Bein, das mich 25 Jahre durchs Leben getragen hatte, Hunderte Stunden über den Tennisplatz, bei zahlreichen Wanderungen auf hohe Berge und diese auf Skiern wieder hinunter – es ist nicht mehr da. Weg. In diesem Moment erinnere ich mich an die Zeit nach Mamis Tod. Als ich plötzlich begriff, dass sie nie wiederkommen würde. Das Schicksal ist so ein mieser Verräter! Ich sehe Papi an. »Was haben sie mit meinem Bein gemacht? Wo ist es jetzt?!« – »Das wurde verbrannt«, erklärt die Intensivschwester, die mit uns im Zimmer ist. Ich werde den Gedanken einfach nicht los, wie mein Bein wohl entsorgt wurde. Einfach in einen Ofen geworfen? Oder doch würdevoller? War die Person, die sich darum gekümmert hat, traurig? Es ist doch, nein, es war doch mein Bein! Ich hätte mich gerne verabschiedet, doch dafür ist es jetzt zu spät.

Phantomschmerz: Die Rückkehr des Tigers

Nach der Amputation waren die Schmerzen schlagartig besser. Bis er plötzlich auf leisen Pfoten wieder angeschlichen kam: der Schmerztiger. Aber dieses Mal war es anders. Es fühlte sich so an, als würden sich seine messerscharfen Zähne ganz langsam in mein Fleisch bohren.

Ich spüre einen furchtbar stechenden Schmerz an meinem linken Fuß. Hä? An meinem linken Fuß? Aber der ist doch weg? Aber es fühlt sich an, als wäre er noch da und vollständig im Tigermaul verschwunden. Ich kann den Schmerz auf den Quadratzentimeter genau lokalisieren. Was ist denn jetzt los?

Die Schmerzen wurden so unerträglich, dass ich die Ärzte informierte. Erneut kam ein Schmerzteam zusammen und erklärte mir, dass ich Phantomschmerzen spürte. Viele Amputierte berichten davon, an den Stellen, die amputiert worden waren, Schmerzen zu spüren. Die Ärzte verabreichten mir daher einen neuen »Schmerzcocktail«, der unter anderem Medikamente enthielt, die in Kombination mit Morphium gegen Phantomschmerzen helfen konnten. Bloß kein Ketamin mehr – *das* war so sicher wie das Amen in der Kirche! Noch einen Trip in die wunderbare Welt der Wahnvorstellungen würde ich nicht aushalten. Ich fragte, wie lange es dauern würde, bis das Mittel wirkte, und rechnete wie bei den anderen Medikamenten mit etwa 30 Minuten. Die Antwort war ernüchternd: »So etwa ein bis zwei Tage.« Ich fiel aus allen Wolken und fragte mich, wie ich das bloß überstehen sollte. Der Verlust eines Beines reichte mir schon, daran wollte ich eigentlich nicht ständig erinnert werden.

Nachdem mein kleines Bein geschlossen worden war, durfte ich nach dreieinhalb Wochen das erste Mal wieder an die frische Luft. Es war ziemlich aufwendig, mich in meinem Bett mit all den an mich angeschlossenen Geräten auf den kleinen Vorhof zu schieben – aber es war es so wert! Endlich spürte ich Sonne auf der Haut! Ich atmete tief ein und aus, schloss dabei die Augen. Seit dem Unfall hatte ich entweder auf der Intensivstation oder im OP-Saal unter dem grellen, kalten Licht der Neonröhren gelegen. Nun war ich in einem kleinen Innenhof, in dem ein kleiner Wasserfall über eine Glasscheibe herabplätscherte. Ich lag da, spürte die Wärme der Sonnenstrahlen, hörte das Wasser und blickte in einen strahlend blauen Himmel, über den einzelne weiße Wölkchen zogen. Und ich war ... glücklich. Diese kleinen Selbstverständlichkeiten hatten plötzlich einen riesigen Wert für mich, und grenzenlose Dankbarkeit durchströmte mich. Dafür, dass ich am Leben war und die Sonne sehen konnte.

Als ich zurück auf mein Zimmer geschoben wurde, stand Papi mit einem großen Paket da. Er strahlte über das ganze Gesicht. »Du hast Post aus Zürich bekommen!« Gemeinsam machten wir es auf. Es war von drei engen Freunden von Ronny und mir aus unserem Kreis des Vertrauens. Es enthielt viele Tafeln meiner Schweizer Lieblingsschoki, selbst gebrannte CDs, weil sie wussten, wie wichtig Musik für mich ist, und einen Eisbären aus Stoff namens Knut. Das Schönste aber war die emotionale Karte, in der sie mir schrieben, wie froh sie darüber waren, dass ich den Unfall überlebt hatte und wie sehr sie um Ronny trauerten. Sie schrieben, dass mich zu Hause alle vermissten und mich liebten. Ich solle auf keinen Fall meine Lebensfreude verlieren und weiterkämpfen, denn sie könnten es kaum erwarten, mich in die Arme zu schließen. Papi und mir kamen beim Lesen die Tränen. Mich erreichten wahnsinnig viele

Briefe und Faxe von Menschen, die zu Hause an mich dachten und für mich beteten. Das hat mir so eine Kraft gegeben und mich daran erinnert, wofür und vor allem für wen ich kämpfte. Menschen, die einen aus tiefstem Herzen liebten, waren einfach der beste Grund, die Zähne zusammenzubeißen und weiterzumachen. Ich weiß nicht, was ich damals ohne meine Freunde und Familie gemacht hätte – vielleicht hätte ich doch irgendwann vor dem Schmerztiger kapituliert und das Handtuch geworfen.

Seitdem meine Zürcher Freunde Alex, Anne und Matze mir das Paket mit Knut geschickt hatten, wich mir der kleine Stoffeisbär nicht mehr von der Seite. Ich nahm ihn überall hin mit, auch zum Röntgen. Treues Tier, dieser Bär. »Oh, is that Knut from Germany?«, fragte mich dann eine Schwester entzückt. Hä?! Woher wusste sie denn, dass mein neuer Freund Knut hieß? Nachdem mich drei weitere Krankenschwestern gefragt hatten, ob das Knut sei, hielt ich es nicht mehr aus und fragte zurück, woher sie das denn bitte wüssten. Dass sich mittlerweile mein Unfall in der gesamten Belegschaft des Krankenhauses herumgesprochen hatte, okay, aber der Name meines Stofftiers? Sie erzählten mir, dass im Berliner Zoo ein Eisbärbaby geboren worden war und als Knut mittlerweile weltweite Berühmtheit erlangt hatte. Komisch, aus irgendeinem Grund war diese Sensation wohl in den letzten Wochen an mir vorbeigegangen.

Nachdem ich nach der letzten Operation endgültig über den Berg war, musste Thomas noch eine wichtige Mission erfüllen, bevor es für ihn zurück nach Deutschland ging: Er musste mir einen Discman (wir schrieben schließlich das Jahr 2007!) besorgen, damit ich mir Annes CD anhören konnte. Mein geliebter iPod, den Papi mir zu Weihnachten geschenkt hatte, hatte den Unfall leider nicht überlebt. Und mein lieber Bruder tat, um was ich ihn gebeten hatte. Feierlich überreichte er mir einen neuen Discman – in Pink metallic und mit »Hello Kitty« drauf, aus Strasssteinchen wohlgemerkt. Grinsend streckte er ihn mir entgegen. Zugegeben, ich war noch auf starken Schmerzmitteln und auch sonst ziemlich lädiert, aber »Hello Kitty«? In Pink und mit Strass? Entsetzt starrte ich ihn an: »Du schenkst mir einen ›Hello Kitty‹-Discman?!« – »Na klar, der schaut doch voll cool aus!« Erst Wochen später erzählte er mir, dass es der letzte Discman im Elektroladen auf Lager gewesen war …

Knapp eine Portion Schmerzmittel später starrte ich das pinke Glitzerteil verliebt an und war unendlich glücklich, wieder Musik hören zu können. Stolz zeigte ich den Krankenschwestern meine neue Errungenschaft. Angelina, eine andere liebe und vor allem einfühlsame Schwester, spürte, welche große Bedeutung Musik für mich hatte, und ließ ihren Sohn eine Liste von Songs für mich auf CDs brennen. Als sie mir diese gab, konnte ich es kaum erwarten, sie anzuhören. Ich öffnete den Deckel mit den funkelnden »Hello Kitty«-Strasssteinchen und legte die CD ein. Das erste Lied ertönte:

I've been through the desert on a horse with no name
It felt good to be out of the rain
In the desert you can remember your name
'Cause there ain't no one for to give you no pain

Ich traute meinen Ohren nicht. Das konnte doch nicht wahr sein! Das war das Lied, das ich im Outback kurz vor dem Unfall gehört hatte. Nur war ich jetzt nicht in der Wüste unterwegs, und die letzte Zeile des Refrains passte auch nicht mehr ganz. Ich lag in meinem Bett, lauschte dem Lied und wartete auf Flashbacks. Die nicht kamen. Mich beschlichen keine Bilder von der Fahrt durchs Outback, keine Erinnerungen an den Unfall. Es war anscheinend alles ganz tief in meinem Unterbewusstsein vergraben. Ich beschloss also, das Lied für mich neu zu verknüpfen: damit, dass ich haarscharf am Tod vorbeigeschlittert war. Dass das Leben ein Geschenk war – eines, um das es sich zu kämpfen lohnt. Und sei es gegen wütende und bissige Tiger. Dass man immer für seine Familie, für die Menschen, die man liebte, kämpfen musste, weil sie es verdienten. Außerdem sollte mich dieses Lied daran erinnern, wie sehr mir die Liebe meiner Freunde und Familie in Deutschland und der Schweiz geholfen hatte, als ich hier in diesem Krankenhaus gelegen hatte. Man kann in den schwersten Stunden vielleicht räumlich von seinen Liebsten getrennt sein, aber über das Herz wird man immer miteinander verbunden sein.

Die Verabschiedung von Thomas, der wieder zurück nach Deutschland fliegen musste, war sehr schwer für mich. Mein kleiner Bruder war eine riesige Unterstützung in dieser schlimmen Zeit gewesen, und ich wollte ihn am liebsten nicht gehen lassen. Auch er wäre gerne bis nach meinem Geburtstag am 12. April geblieben, aber dann hätte es für eine längere Zeit keine Rückflüge in die Heimat mehr gegeben. Er tröstete mich mit dem Versprechen, alles für meine Rückkehr nach Deutschland vorzubereiten. Wie stolz ich auf meinen Bruder war, der sich so liebevoll um mich gekümmert hatte! Diesen Moment, in dem er mir gesagt hatte, dass mein Bein amputiert werden musste, werde ich wohl niemals vergessen. Ich bin nach wie vor froh, dass er es war, der mir die Nachricht überbracht hatte. Wir waren schon immer wie Pech und Schwefel gewesen, aber Mamis Tod und mein Unfall hatten uns noch mehr zusammengeschweißt.

Papi machte währenddessen Druck bei der Krankenversicherung, um meinen Rücktransport nach Deutschland voranzutreiben. Diese argumentierte aber dagegen, weil die medizinische Versorgung in Australien ebenso gut sei wie in Deutschland und daher ein aufwendiger Rücktransport ihrer Ansicht nach nicht nötig sei. Sechs Tage nach der Amputation meines linken Unterschenkels war mein 26. Geburtstag. Ich erinnerte mich an meinen 25., den ich damals mit Lena groß hatte feiern wollten –

die Party, die ich damals wegen der Trauer um Mami abgesagt hatte. Und nun verbrachte ich meinen Geburtstag auf der Intensivstation. Die gesamte Belegschaft legte sich richtig ins Zeug und kam singend mit Kerzen und Kuchen in mein Krankenzimmer. Wie ich mich freute! Auch wenn ich damals noch künstlich ernährt wurde und keinen Kuchen essen konnte, haben wir meinen 26. so richtig »gefeiert«, denn man muss die Feste so feiern, wie sie fallen, oder eben die Wellen des Lebens so nehmen, wie sie kommen.

Die Macht der Vergebung

Mutige Menschen vergeben sich,
um des Friedens willen.

NELSON MANDELA

Nach wie vor hatte ich mit Schmerzen zu kämpfen, aber es waren »nur noch« Phantomschmerzen. Daher wurden die Schmerzmittel heruntergedreht, und so wuchs die Anzahl meiner klaren Momente – Momente, in denen mich endlich mal nicht dieser zähe, graue Nebel verschluckte, sondern ich mitbekam, was um mich herum so geschah. Eines Tages hatte ich eine sehr emotionale Begegnung. Ich durfte jetzt jeden Tag für ein, zwei Stunden in diesen wunderschönen Innenhof des Krankenhauses. Ich war jedes Mal so glücklich, wenn die Pfleger mich im Bett liegend mit Sack und Pack in die Sonne schoben. Es war, als würden die wärmenden Strahlen jeden Tag ein weiteres kleines Stück der Christina mehr ins Leben zurückholen. Ich lag also da, genoss die Vitamin-D-Kur und hörte mit geschlossenen Augen dem Wasser beim Plätschern zu – bis plötzlich jemand neben mir stand. Da stand Marie.

Zögernd kommt Marie näher und sieht mich ernst an. Irgendetwas liegt ihr anscheinend schwer auf der Seele. »Das mit dem Unfall tut mir so unendlich leid. Ich wollte das nicht!«

Während Valerie knapp zwei Wochen nach dem Unfall zurück nach Deutschland fliegen konnte, durfte Marie, die zwar schon längst aus dem Krankenhaus entlassen worden war, das Land nicht verlassen. Denn der Unfall musste untersucht werden, und sie hatte am Steuer gesessen. Marie wurde hier bei einer Familie untergebracht, die allerdings etwas weiter weg vom Krankenhaus wohnte. Jeden Tag fuhr sie von nun an anderthalb Stunden mit dem Bus zum Krankenhaus, um mich zu besuchen. An diesem Tag fand sie mich in dem kleinen Innenhof.

»Ich weiß doch, dass du das nicht wolltest, keiner wollte, dass so etwas passiert. Ich gebe dir keine Schuld dafür!«

Ich war in diesem Moment glasklar im Kopf. Ich spürte das erste Mal wirklich, wie schuldig sich Marie fühlte und welche riesige Last auf den Schultern dieser 19-Jährigen lag. Eine Last, die Marie unter sich zu begraben drohte. Sie fühlte sich Ronny und uns allen, die in diesem Auto gesessen hatten, gegenüber schuldig. Wir sprachen über den Unfall, und die ganze Zeit liefen ihr unaufhörlich Tränen über ihr blasses Gesicht. In mir stieg riesiges Mitgefühl auf, und mir wurde bewusst, wie wichtig es doch war, sich in jeder – noch so schlimmen – Situation auch in die Lage des anderen einzufühlen. Nicht nur den eigenen Schmerz zu sehen, sondern auch den der anderen Beteiligten. Ja, Marie hatte während dieses furchtbaren Unfalls im Outback am Steuer gesessen, aber sie hatte ihn doch genauso wenig gewollt wie wir! Sie wollte keine Sekunde, dass jemand verletzt wurde, dass Ronny sterben und ich mein Bein verlieren würde. Sie war genauso betroffen von diesem tragischen Unglück wie Vali, Ronny und ich. Wir saßen alle im selben Boot. Aber sie selbst sah das nicht. Sie sah nur diesen riesigen Berg an Schuld. Jedoch ist es nun einmal eine Tatsache des Lebens, dass es noch lange nicht heißt, dass man etwas für richtig hält, nur weil man jemandem dafür verzeiht. Aber indem man anderen verzeiht, gibt man ihnen die Chance, sich jeweils selbst zu verzeihen – und das ist unfassbar wichtig für ein friedliches und glückliches Leben. Auch das eigene.

Ich sah ihr fest in die Augen und sagte ihr, dass ich nicht mit ihr hadern würde. Ich haderte vielleicht mit Mr. Schicksal, der meinen Traum von einer Weltreise in einen schmerzenden Trümmerhaufen verwandelt hatte, aber nicht mit dieser jungen, so verzweifelten Frau. Ich versicherte ihr voller Mitgefühl, dass ich ihr diesen Unfall verzieh. Generell bezweifle ich, dass ich als kleiner Mensch auf Erden jemandem Vergebung gewähren kann. Das können wir Menschen nur uns selbst gegenüber – für alles andere ist der große Architekt im Himmel zuständig. Oder von mir aus auch die höhere Macht, der große Ozean, der uns all die großen und kleinen Wellen ins Leben schickt. Aber nicht ich als einzelner Mensch. Da ich Marie von Anfang an verziehen hatte, konnte ich letztlich mir selbst verzeihen und hatte mich so von sämtlichen Vorwürfen und Groll befreit. Vergebung wohnt in unseren Herzen, nicht in unserem Verstand.

Heimreise mit Hindernissen

Ich hatte zwar immer noch starke Phantomschmerzen, aber ich fühlte mich von Tag zu Tag besser. Es war, als würde ich langsam, aber stetig wieder ich selbst werden. Zumindest körperlich – seelisch sah die Sache leider anders aus. Ich weigerte mich vehement, mit Psychologen über den Unfall, meine Verletzungen und Ronny zu sprechen. Ich hatte so viel damit zu tun, dass mein Körper wieder gesund wurde, da konnte und wollte ich mich nicht auch noch um meine psychische Genesung kümmern. Dieses Fass ohne Boden wollte ich selbst mit professioneller Hilfe nicht öffnen. Also packte ich es weg, tief in mein Innerstes, wo es kein Psychologe je erreichen würde. Zutritt verboten! Zudem war es so, dass ich seit über fünf Wochen isoliert auf meinem Krankenzimmer lag und in Bezug auf Konversation fast schon ein bisschen aus der Übung geraten war. Mein Bruder war ja bereits nach Deutschland zurückgeflogen, und Papi war zwar noch da, aber all das bürokratische Zeug, um das er sich kümmern musste, brachte ihn echt an sein Limit. Vor allem der Rücktransport gestaltete sich als äußerst schwierige Angelegenheit. Papi kämpfte wie ein Löwe dafür, aber die Ärzte waren sich noch nicht sicher, ob ich transportfähig war. Der Flug von Down Under nach Deutschland sei schließlich schon für gesunde Menschen kein Spaziergang, für mich in meinem Zustand wäre er mein persönlicher Ironman.

Mich nahm dieses Hin und Her ziemlich mit. Ich wollte nach Hause, und diese Unsicherheit, wann es endlich losgehen konnte, belastete mich. Umso mehr freute ich mich, als Philipp und Christine ihren Besuch ankündigten. Ich konnte es kaum

erwarten, sie zu sehen. Immerhin sprechen wir hier vom dritt-
größten Kontinent, und da ist es nicht immer einfach, mal eben
schnell auf einen Krankenbesuch vorbeizukommen. Philipp
arbeitete in Port Douglas, bevor es für ihn nach einem Jahr
Work & Travel nach Hause ging. Mit Christine verabredete er
sich in Melbourne, um von dort aus gemeinsam nach Adelaide
ins Krankenhaus zu fahren. Für die beiden, die gemeinsam mit
Marie kamen, war mein Anblick überaus schmerzhaft. Als wir
uns vor wenigen Wochen voneinander verabschiedet hatten,
war alles so anders gewesen: Von Christine habe ich mich damals am Bondi Beach in Sydney verabschiedet, nachdem wir
gemeinsam dieses grandiose Silvester gefeiert hatten. Und fest
daran geglaubt hatten, dass das neue Jahr nur die schönsten
Wunder und Abenteuer für uns in petto haben würde. Philipp
hatte ich das letzte Mal in Melbourne gesehen, nachdem wir
zusammen eine Wahnsinnszeit in Neuseeland gehabt hatten.
Und jetzt sahen sie mich in diesem Bett liegen. Angeschlossen
an viele Geräte, mit einem Schlauch in der Nase, einem weiteren im Bauch, das Fixateurgestell und mein dick eingepack-
tes »neues« kleines Bein. Zudem war ich extrem abgemagert
durch die künstliche Ernährung und dieses ewige Liegen. Trotzdem hatte ich ein fettes Grinsen im Gesicht, als ich die beiden
sah.

Natürlich musste ich den dreien sofort meinen neuesten
»Trick« vorführen: Ich konnte mich aus eigener Kraft im Bett
aufsetzen und nach oben rutschen! Für die meisten Menschen
eine Selbstverständlichkeit – für mich meine ganz persönliche
Mondlandung. Ich war stolz wie Bolle! Philipp und Christine
erzählten mir, was sie alles erlebt hatten, seitdem wir uns das
letzte Mal gesehen hatten, und im Gegenzug zeigte ich ihnen
sämtliche Briefe und Faxe aus der Heimat, stellte ihnen Knut
vor und präsentierte natürlich meinen neuen »Glitzi«-Discman.
Nachdem wir uns auf den neuesten Stand gebracht hatten,
schauten wir noch gemeinsam einen Film. Das dauerte aller-

dings insgesamt stolze fünf Stunden, weil zwischendurch Dr. Fergusson hereinkam und meine Wunden kontrollieren musste. Ich bekam eine Eins mit Stern für meine Wundheilung und das nächste Upgrade: Ich sollte am nächsten Tag auf die gefäßchirurgische Station verlegt werden. Was hieß: runter von der Intensivstation!

Es ging ebenso ambitioniert weiter: Mir wurde der Katheter gezogen – nach fünf Wochen sollte ich endlich wieder selbstständig zur Toilette gehen können. Was war ich froh, das Ding los zu sein, denn das bedeutete einen Schlauch weniger, der aus meinem Körper kam. Als ich das Gefühl hatte, pinkeln zu müssen, brachte mir die Schwester die Bettpfanne. Motiviert wollte ich loslegen, aber es passierte: nichts. Komisch, dabei spürte ich doch ganz deutlich, dass ich musste. Die Schwester erklärte mir daraufhin, dass das Ganze auch ein wenig dauern kann, bis sich der Blasenmuskel öffnete. Schließlich hatte der Katheter fünf Wochen lang seinen Dienst übernommen. Ich war also sozusagen etwas eingerostet, und damit hätte ich mich auch abfinden können, wenn die Schmerzen und der Druck auf der Blase nicht immer schlimmer geworden wären. Schließlich wollte ich einen Arzt sprechen. Mir war das Ganze ziemlich unangenehm. Nicht pinkeln zu können ist jetzt nicht zwingend etwas, das man der ganzen Belegschaft mitteilen möchte. Als der Arzt kam, waren die Schmerzen unerträglich, die Phantomschmerzen setzten zusätzlich ein. Mir wurde also wieder ein Katheter eingeführt, damit ich 800 Milliliter angestauten Harn loswerden konnte. Fast einen ganzen Maßkrug voll! Der Arzt war darüber ebenso erschrocken wie ich und meinte, das sei wohl wirklich dringend an der Zeit gewesen. Die Ärzte beschlossen, dass ich den Katheter noch bis zum Transport nach Deutschland behalten sollte. Einerseits machte ich mir Sorgen, dass meine Blase vielleicht nie wieder richtig funktionieren würde, andererseits hatte ich keine Lust, noch einmal mit solchen Schmerzen konfrontiert zu werden.

Philipp, Christine und Marie waren vier Tage lang von morgens bis abends bei mir im Krankenhaus. Jeden Abend las mir einer von ihnen etwas vor, und es dauerte nie lange, bis ich eingeschlafen war oder zumindest vor mich hindöste. Auch wenn mein Medikamentencocktail nicht mehr so stark war wie auf der Intensivstation, war ich immer noch mit Schmerzmitteln vollgepumpt. Mein Vater bemerkte, dass es mir schlagartig besser gegangen war, seit die drei regelmäßig zu Besuch kamen. Es war, als würde mir jeder ihrer Besuche ein Stück Lebensenergie zurückbringen. Mit meinen Freunden zu reden und zu lachen war besser als jedes Medikament dieser Welt. Und ihm war klar, wie wichtig es für meine physische und psychische Genesung war, so schnell wie möglich nach Hause und somit in meine vertraute Umgebung zu kommen. Seit Wochen kämpfte er für meinen Rücktransport, zog die Strippen in Sachen Ärzte, Versicherung und Anwälte wie ein Marionettenspieler. Nun gaben zumindest die Ärzte in Australien ihr Go für meine Heimreise, und auch die Psychologen bestätigten diese Entscheidung. Nur die Versicherung stellte sich noch quer. Ihre Begründung: das Royal Adelaide Hospital, in dem ich lag, zähle zu den besten Traumazentren im ganzen Land. Die Versorgung dort sei ebenso gut wie die in Deutschland. Was dabei aber völlig unterging, war die Tatsache, dass die medizinische Versorgung noch so gut sein konnte, aber ein Körper heilt nicht, wenn es der Psyche nicht auch gut geht. Von der Seele ganz zu schweigen. Zwei Tage später kam die ersehnte Nachricht: Die Versicherung organisierte meinen Rücktransport nach Deutschland, in wenigen Tagen würde ich zu Hause sein. Diese Botschaft von Papi machte mich überglücklich. Endlich nach Hause! Und auch ihm war anzusehen, dass ihm ein riesiger Stein vom Herzen gepurzelt war. Natürlich in erster Linie wegen mir, aber auch er war sechs Wochen nicht in Deutschland gewesen und wusste als Hotelmanager gar nicht, ob seine Hotels noch liefen. Dennoch hatte es für ihn nie infrage gestanden, nicht bei mir zu bleiben, denn ich als Tochter hatte für ihn oberste Priorität.

Jetzt ging die Organisation los – und die hatte wirklich etwas von einer Mondlandung. Allerdings wurden Flugzeuge statt Raketen umgebaut: Von Adelaide sollte es mit einem Mediflight in einem Learjet mit den »Flying Doctors« nach Singapur gehen, von dort dann in einem Jumbojet nach Frankfurt (in dem extra für mich eine kleine Krankenstation eingerichtet werden musste) und dann wieder im Learjet zur Unfallklinik nach Murnau. Uff, irgendwie erschien es mir reizvoller, mit einer Rakete ins All geschossen zu werden, aber meine Vorfreude auf mein Zuhause war größer als alle Bedenken und Sorgen. Die aber leider schnell wieder getrübt wurde.

Kurz nachdem ich mich von Philipp, Marie und Christine verabschiedet hatte, bekam ich wenige Tage vor dem Rücktransport schlimme Bauchschmerzen. Ich hatte gerade erst wieder angefangen, normal zu essen, also nicht über die zwei Magensonden. Die ganze Nacht musste ich mich übergeben, und mir ging es schlicht hundeelend. Auch der zuständige Arzt wirkte leicht überfordert. Er legte mir eine Magensonde durch die Nase, die ich so lange schlucken musste, bis sie im Magen angekommen war. Ist so unangenehm, wie es klingt. Ich glaube, er wollte damit verhindern, dass ich mich weiter übergeben musste, weil der Mageninhalt über die neu gelegte Sonde ablaufen konnte. An Schlaf war jetzt aber auch nicht mehr zu denken, denn bei jedem Schlucken spürte ich die Sonde im Rachen, und die Schmerzen ließen nicht nach. Tags darauf wurde mir die Sonde zum Glück wieder gezogen, da die Magensonden immer noch verlegt waren. Die Bauchkrämpfe wurden allerdings immer schlimmer. Mein Bauch war so aufgebläht, dass ich aussah, als wäre ich im sechsten Monat schwanger. Die orale Nahrungsaufnahme wurde sofort gestoppt. Und seien wir mal ehrlich: Der Appetit war mir eh längst vergangen. In mir machte sich Panik breit: Was, wenn nun alles von vorne anfangen würde? Ich wollte doch nach Hause! Und ich wollte zumindest einen Teil meines Lebens zurück. Dann kam die Diagnose: Darmverschluss! Die nächsten zwei Tage musste ich mich immer wieder übergeben. Mein gesamter Verdauungstrakt rebellierte, und es überrascht jetzt sicher nicht, wenn ich verrate, dass alles, was man zu sich genommen hat, nun mal einen anderen Weg finden muss, wenn unten alles zu ist. Allerdings kostete mich das ganze Übergeben viel Kraft. Kraft, die ich eigentlich noch gar nicht hatte.

Um durchzuhalten, spielte ich in Gedanken immer wieder meine Heimreise durch. Das Gefühl, wieder in meiner gewohnten Umgebung zu sein. Meine restliche Familie und meine Freunde wiederzusehen. Wieder anzukommen. Meine eigene Sprache zu sprechen. Daheim zu sein. Gleichzeitig begann eine Therapie mit Einläufen und Abführmitteln. Ganz ehrlich: Ich spürte so viel Scham wie noch nie zuvor in meinem Leben. Dieses ganze Verdauungsthema, die rektalen Untersuchungen von männlichen Ärzten, all das war mir so unendlich peinlich und unangenehm. Am liebsten hätte ich mich in einem tiefen Loch versteckt. Ich war 26 Jahre alt, aber mein Körper war ein Wrack und hatte mit mir, wie ich mich kannte, so gar nichts mehr zu tun. Nichts funktionierte so, wie es bei einer jungen Frau sollte. Tiefer kann man doch gar nicht sinken, schoss es mir durch den Kopf. Ich bekam alles mit klarem Verstand mit – ein großer Unterschied zu dem grauen Nebel, der in den letzten Wochen sämtliches Schamgefühl gar nicht erst zugelassen hatte.

Das ständige Übergeben hat zudem eine unschöne Nebenwirkung: Hypokaliämie, der Körper hat zu wenig vom lebenswichtigen Elektrolyt Kalium zur Verfügung. Das ist unter anderem wichtig für Muskelkontraktionen. Erneut kontrollierten die Ärzte mich und meine Blutwerte engmaschig. Die große Gefahr bei zu wenig Kaliumwert sind lebensbedrohliche Herzrhythmusstörungen. Und dann die niederschmetternde Nachricht der Ärzte: Ich durfte aufgrund dessen nicht fliegen.

Ganz still liege ich da. Ich versuche die gerade gehörten Worte zu verstehen. Ich darf nicht heim ... Irgendwie verwehrt sich dieser Satz dagegen, wirklich in meinem Kopf anzukommen. In meinem Herzen ist er aber schon. Mir steigen Tränen in die Augen. Mein Magen – durch die letzten Tage eh schon mitgenommen – bekommt einen zusätzlichen fetten Knoten. Vor allem als ich sehe, wie verzweifelt Papi diese Nachricht gemacht hat. Er sitzt wie gelähmt neben meinem Bett. Seit Wochen kämpft er dafür, dass ich nach Hause darf! Seit Wochen! Und endlich kommt das Go. Mir geht es besser, und ich kann sogar wieder aufrecht sitzen, aber jetzt das. Das kann nicht wahr sein. Das darf einfach nicht wahr sein!

Bei Papi kamen neben all der Sorge um mich nun auch noch berufliche Sorgen hinzu. Seit sieben Wochen war er nicht mehr im Büro – wie lange würde sein Arbeitgeber das noch mitmachen? Die Koffer waren doch schon gepackt gewesen, und bald wollten wir im Flugzeug sitzen. Apropos Flugzeug: Es war extra für mich schon umgebaut worden. 19 Sitze waren auf dem Jumbojet aus- und stattdessen eine richtige Intensivstation eingebaut worden. Dieses Flugzeug war fertig und musste mich doch einfach nach Hause bringen können! Wir reden hier schließlich nicht von einem Sitz in einem Flugzeug, den man eben mal umbuchen kann. Nicht von einem Flug, der wegen eines Notfalls kurz verschoben wird. Dieser Rücktransport war ein riesiger Aufwand gewesen. Es ging dabei um viel Geld, und unsere größte Angst war nun, dass er nicht verschoben werden konnte, sondern ich nun so lange in Australien bleiben musste, bis ich wieder mit einem normalen Flug nach Hause konnte. Ich war am Boden zerstört. Mein Vater hatte seinen Flug auch längst gebucht, und ich hatte zusätzlich Angst, dass er ohne mich fliegen müsste – aus Angst um seinen Job. Dass ich dann allein hier zurückbleiben würde. Mein Vater wäre niemals ohne mich geflogen – Existenzangst hin oder her –, aber selbst die Vorstellung war die Hölle für mich. Auch heute noch sagt Papi, dass er mich niemals allein gelassen hätte, und ich kann gar nicht in

Worte fassen, was mir das bedeutet. Damals gab es mir große innere Stärke und das Vertrauen, dass alles gut werden würde.

Ich erinnerte mich an eine Situation, als ich sechs Jahre alt war. Ich war mit meinem Vater auf dem Spielplatz, und meine Hummeln im Hintern waren in Höchstform. Ich raste durch die Gegend und kletterte auf alles, was ich finden konnte. Bis ich plötzlich vom Klettergerüst fiel und hart auf dem Rücken landete. Der Aufprall nahm mir die Luft, ich konnte nicht atmen und wurde panisch. Papi beugte sich über mich und sagte: »Atme. Atme. Die Luft kommt gleich wieder, atme einfach.« Das gab mir in dieser Situation voller Angst Vertrauen und Sicherheit. Das Wertvollste, was man als Eltern einem Kind schenken kann. Dieses Gefühl nistet sich in dir ein und hilft dir in Situationen, in denen du es wieder brauchst. Egal ob ich nicht heimfliegen konnte, mein Vater war bei mir. Er war immer an meiner Seite, egal was passierte. Man kann als Elternteil nicht verhindern, dass etwas Schlimmes passiert. Ein Unfall, ein Todesfall in der Familie – all das kann passieren. Mein Vater hätte damals beide Beine geopfert, damit ich meines behalten könnte. Aber das konnte er natürlich nicht, er konnte mir nur das Gefühl geben, dass er immer an meiner Seite sein und alles mit mir durchstehen würde. Wenn man also einen solchen Menschen, der innerhalb eines Jahres nicht nur seine Ehefrau, sondern beinahe auch noch seine Tochter verloren hätte, nicht den Fels in der Brandung nennen kann, dann weiß ich auch nicht …

Darmverschluss: Da waren sich die Ärzte einig. Da sie aber auch wussten, welch ein Aufwand dieser Transport war und dass alles für mich bereitstand, wollten sie die endgültige Entscheidung am nächsten Tag, am Tag vor der geplanten Abreise, treffen. In dieser Nacht betete ich – für ein Wunder, dafür, dass sich der Scheißdarmverschluss über Nacht in Luft auflöste. Was er letzten Endes auch tat. Denn am nächsten Morgen wachte ich auf und spürte das Wunder: Ich musste pupsen. Ich hatte es nie für möglich gehalten, dass man sich als erwachsener Mensch so sehr über einen Pups freuen konnte. Mein Bauch war plötzlich wieder flach, und ich drückte den Alarmknopf. Die Ärzte hatten gesagt, ich solle mich sofort melden, wenn ich irgendeine Veränderung spürte – und hallo, ein Pups war definitiv eine Veränderung! Ein Anzeichen dafür, dass die Durchgänge in mir wieder durchlässig waren. Der Chef der Inneren Medizin kam persönlich, um meinen Bauch abzutasten. Und dieser war nicht mehr druckempfindlich! Mir wurde Blut abgenommen, und ich wurde zum Röntgen geschickt. Die Maschinerie der Medizin kam also weitaus schneller in die Gänge als die meines Darms. Schließlich bestand wieder der Hauch einer Chance, morgen noch in dem Medi-Flieger zu sitzen, pardon, zu liegen. Wenige Stunden später kamen die Ergebnisse: Mein Kaliumwert war nahezu im Normbereich, das Röntgenbild zeigte zwar immer noch einen Dünndarmverschluss, aber die Darmfüllung, die dieses wahrscheinlich verursacht hatte, war so gut wie weg. Der Arzt beschloss, dass ich am nächsten Morgen fliegen dürfe, sollte sich nicht erneut etwas zum Negativen verändern.

HEIMAT, ICH KOMME!

Am nächsten Tag ging es los. Mein Vater kam noch einmal kurz ins Krankenhaus, um sich zu verabschieden – mit einem breiten Grinsen im Gesicht: »Wir sehen uns in Singapur!« Es war ein magischer Moment zwischen uns, denn solche Momente voller aufrichtiger Freude hatte es in den letzten Wochen viel zu selten gegeben. Sam, mein Lieblingspfleger auf der Station, verabschiedete sich mit einem Geschenk: der CD einer australischen Hip-Hop-Band und einem Bild aus Glas, das man sich ans Fenster hängen kann, das einen Schmetterling zeigt, der durch die Luft fliegt. »Damit du zu Hause so schnell wie möglich das Fliegen wieder lernst!« Mir schossen Tränen in die Augen. Die ganze Belegschaft stand um mein Bett, und Dr. Fergusson durfte natürlich auch nicht fehlen. Sie alle überhäuften mich mit lieben Worten und wünschten mir nur das Beste für die Zukunft. Was hätte ich ohne all diese lieben Menschen gemacht? Für mich waren sie Engel, die die wohl schmerzhafteste und schwierigste Zeit meines Lebens erträglicher gemacht hatten. Die mich jederzeit mit lieben Worten, kleinen Gesten und Berührungen aufgebaut und mir gezeigt hatten, dass es sich zu kämpfen lohnte. Und dass man auch in einem Krankenhaus am anderen Ende der Welt eine kleine Familie auf Zeit haben konnte.

Und wieder laufen mir Tränen über die Wangen. Ich bin so tief berührt von dem Mitgefühl und der Wärme der Ärzte, Pfleger und Krankenschwestern. Der Abschied fällt mir nicht leicht, auch wenn ich mich wie verrückt auf zu Hause freue. Aber Abschiede waren noch nie meine Stärke.

Mit einem Paket voller Schmerzmittel, einem sechsseitigen Entlassungsbericht im Gepäck und Knut unterm Arm ging es also auf große Reise. Hier ein kleiner Auszug aus dem Bericht: »Die Ärzte des Royal Adelaide Hospital gehen davon aus, dass sich Christina physisch und emotional vollständig von ihren schweren Verletzungen und medizinischen Komplikationen erholen wird. Sie verfügt über ein zuverlässiges Netzwerk an Freunden und Familie und ist eine emotional widerstandsfähige junge Frau. Christina ist begierig, ihr Rehabilitationsprogramm aufzunehmen.« Wie recht sie doch vor allem mit dem letzten Satz hatten.

Auf einer Transportliege wurde ich aus dem Krankenhaus gerollt. Sam und eine der Krankenschwestern hielten meine Hände, als sie mich zum Krankenflieger brachten, mit dem es nach Singapur gehen sollte. Knut hatte es sich derweil auf meinem Bauch bequem gemacht. Und dann stand er da: mein allererster Privatjet. Auf dem Weg ins Flugzeug schoss mir kurz der Gedanke durch den Kopf, dass man sich daran ja schon fast

gewöhnen könnte. Ich wurde auf der Liege im Flugzeug festge-
schnallt und lag auf der Seite, sozusagen mit Fensterplatz. Hinter mir befand sich das kleine Cockpit, rechts von mir saßen
eine Ärztin und eine Krankenschwester. Es war also alles ziemlich überschaubar. Wir starteten und der kleine Jet hob sich
langsam über die Wolken. Ich konnte es immer noch nicht glauben. Es fühlte sich unwirklich an, dass ich nun wirklich das
Krankenhaus verlassen durfte, um nach Hause zu fliegen. Ich
döste die meiste Zeit vor mich hin, die Schmerzmittel machten
nach wie vor brav ihren Job. Nach zwei Zwischenstopps zum
Tanken (bei einem Privatjet kann man praktischerweise währenddessen drinnen bleiben, ich weiß nicht, wie ich in der Sicherheitskontrolle mein Medikamenten-Survival-Kit hätte erklären sollen) landeten wir mitten in der Nacht in Singapur. Ich
unterhielt mich mit der netten Ärztin aus Dänemark, mit der ich
sogar deutsch reden konnte.

*Sie sieht mich vorsichtig fragend an. »Sag mal, bereust du es,
nach Australien gekommen zu sein? Wirst du wiederkommen?«
Meine Antwort kommt wie aus der Pistole geschossen: »Ich habe
den Uluru noch nicht gesehen! Natürlich komme ich wieder!«
Liebevoll sieht sie mir in die Augen. »Du bist eine echte Kämpferin. Dein Kampfgeist wird dich schnell wieder auf die Beine
bringen.«*

Und schon ging es auf der Liege in das nächste Flugzeug – ein
riesiger Jumbojet, bei dem 19 Sitze ausgebaut werden mussten,
um eine kleine, aber feine Intensivstation für mich einzurichten.
Man gönnt sich ja sonst nichts. Ich selbst musste jedoch nichts
machen – einfach nur daliegen und mein Survival-Kit und den
blinden Passagier Knut gut festhalten. Die fliegende Intensivstation sah wie jede andere aus: laut piepsende Geräte, die meine
Werte und meinen Herzschlag kontrollierten. Und mittendrin
ein vertrautes Gesicht. Nach 13 Stunden getrenntem Flug stand

Papi endlich neben meinem Bett. Diese 13 Stunden ohne ihn waren mir wie eine Ewigkeit vorgekommen. Ich lächelte ihn an. »Long time, no see.« Dann schlief ich ein. Als ich wieder aufwachte, sagte ich der Krankenschwester auf Englisch, dass ich Schmerzmittel wegen der Phantomschmerzen bräuchte. Ihre Antwort: »Alles klar, aber du kannst jetzt deutsch reden. Wir fliegen dich nach Hause.« Allein schon dieser Satz machte die Schmerzen ein wenig erträglicher. In Frankfurt ging es dann in den zweiten Privatjet meines Lebens, der uns nach Innsbruck bringen sollte, von wo es in einem Krankenwagen in anderthalb Stunden in die Unfallklinik nach Murnau ging. Es ist fast schon schwer zu glauben, dass diese Reise »nur« 28 Stunden gedauert hat, wenn man die Stationen bedenkt. Und ich hatte meine persönliche Mondlandung ohne Komplikationen überstanden – von dem einen Mal übergeben aufgrund des Darmverschlusses und den Phantomschmerzen abgesehen.

Ich war endlich wieder zu Hause.

4

Erste Schritte

Murnau: Servus, daheim!

Ich versuche deinen Verstand zu befreien, Neo.
Aber ich kann dir nur die Tür zeigen.
Hindurchgehen musst du alleine.

<small>MORPHEUS IN MATRIX</small>

Ich liege in einem leeren Zimmer, starre die grellen Neonröhren über mir an und frage mich, wie lange ich hier wohl noch alleine liegen werde, als ich ein fröhliches »Grüß Gott!« höre. Habe ich mich verhört? Diese Begrüßung habe ich seit über einem halben Jahr nicht gehört, das muss am Morphium liegen ... »Sagen Sie das bitte noch mal«, bitte ich den Arzt, der konzentriert in meinem Krankenbericht blättert. Er verzieht das Gesicht und sagt in tiefstem Bayerisch: »Mei, was haben's denn angestellt?« Ich richte mich auf und schaue ihn mir ganz bewusst an. Und tatsächlich: Der Arzt sieht aus, wie man sich einen gestandenen Bayern vorstellt – groß, mit Schnauzer, zerzaustem Haar und Bierbauch. Ich weiß nicht, ob sein Anblick der Grund ist oder ob das jetzt wirklich am Morphium liegt, aber ich frage unwillkürlich: »Haben Sie hier im Krankenhaus Semmelknödel?« – »Freili ham wir die, aber die derfan Sie mit Ihrem Darmverschluss no long ned ess'n.« – »Das ist mir wurscht, Hauptsache, ich weiß, dass Sie welche haben!«

Wie lange war es wohl her, seit ich zuletzt meine Leibspeise gegessen hatte? Zudem motivierte mich der Gedanke an die Knödel, so schnell wie möglich wieder an Gewicht zuzulegen, denn ich war wirklich nur noch Haut und Knochen. Was mir aber mindestens genauso wichtig war, war mein Survival-Kit. Ich übergab es dem Arzt mit dem Hinweis, dass das äußerst wichtig sei, da ich noch große Phantomschmerzen hätte. Dann wurde ich zuerst in Quarantäne gesteckt, ich sei schließlich aus dem »Ausland« gekommen. Ich kam mir vor, als wäre ich aus dem tiefsten australischen Busch importiert worden – aber es half nichts, ich bekam wieder ein Einzelzimmer. Aber was für eins! Durch die riesige Fensterfront hatte ich den tollsten Blick auf die Berge und den bayerisch weiß-blauen Himmel. Was für ein schöner Anblick! Ich starrte aus dem Fenster und konnte gar nicht genug davon bekommen. Die Berge schenkten mir so viel Kraft – wenn auch erst einmal nur aus der Ferne.

Während ich alleine in dem Zimmer mit Ausblick lag, kamen sie endlich: all die Gedanken und Erinnerungen, die die letzten Wochen im grauen Morphiumschleier verborgen gewesen waren. Und der Anblick der Berge tat sein Übriges. Ich dachte vor allem über meine Wanderungen nach: an die in Neuseeland, vor allem auf den Gipfel des Tongariro Alpine Crossings; an die auf Mamis Schweizer Lieblingsberg, die ich vor meiner Reise mit meiner Cousine gemacht hatte; an all die Skiausflüge, die ich mit meinen Freunden unternommen hatte. Ich wollte das wieder. Wieder auf den höchsten Gipfeln stehen. Wieder die steilsten Pisten hinuntersausen. Vor allem wollte ich eines: zurück in mein Leben *gehen*. Ich wollte wieder Natur erleben, um Kraft zu tanken. Ich spürte in diesem Moment, wie die Energie der klaren Luft, des Bergpanoramas, der wunderschönen Landschaft in mich überging. All diese Erinnerungen, die da in mir hochkamen, pushten mich, wieder auf die Beine zu kommen. Im wahrsten Sinne des Wortes.

Ich liege zwar gerade in diesem Zimmer, aber ich spüre den Wind, der mir beim Skifahren um die Nase weht. Ich sehe den roten Tennissand, den ich mir nach einem heißen Match von den

Beinen wasche. Ich erinnere mich an das entscheidende Tennis-
spiel vor so vielen Jahren, als ich 1:5 hinten lag und das Spiel
trotzdem gewann. Weil ich es wollte. Und ich erinnere mich an
mein Versprechen, meinen Kreis des Vertrauens aus Zürich bald
wiederzusehen. Ich spüre die Freude, sie alle wieder in die Arme
schließen zu können. Ich liege in einer Unfallklinik, aber gleich-
zeitig sehe ich meine Zukunft ganz klar vor mir. Ja, man kann
bei einem Tennisspiel weit zurückliegen. Und man kann es
trotzdem gewinnen. Ja, man kann einen schweren Unfall über-
leben. Aber man kann anschließend trotzdem wieder leben
(wollen). Leben – nicht nur überleben.

All diese Erinnerungen, aber auch die Gefühle, die meine Visio-
nen von der Zukunft in mir erweckten, zeigten mir wieder, wie
wichtig mentale Stärke im Leben ist. Der Glaube an sich selbst.
Auch wenn ich körperlich gebrochen war, kann ich immer noch
meine Gefühle und Gedanken so lenken, dass sie eine positive
Energie freisetzen. Und wenn ich diese positive Energie erzeugen
kann, dann werde ich wieder schöne Dinge er*leben*. Letztlich ist
es eine Entscheidung: das Vergangene loszulassen und die Zukunft mit positiven Gefühlen anzugehen. Ich wollte meinen Fokus nicht auf das richten, was ich verloren hatte, sondern auf das,
was mir geschenkt wurde: mein Leben. Und ich beschloss, mit
aller Kraft und schönen Gefühlen in dieses neue Leben zu *gehen*.

Achte auf deine Gedanken, denn sie werden Worte.
Achte auf deine Worte, denn sie werden Taten.
Achte auf deine Taten, denn sie werden deine Gewohnheiten.
Achte auf deine Gewohnheiten,
denn sie bilden deinen Charakter.
Achte auf deinen Charakter, denn er bildet dein Schicksal!

AUS DEM TALMUD

Als Thomas und Papi nach Murnau kamen, um mich zu besuchen, wurden sie erst einmal in Ganzkörperanzüge gesteckt und mit Masken ausstaffiert. Stichwort: Quarantäne. Doch kaum fiel die Tür hinter ihnen ins Schloss, riss sich mein Bruder sofort Maske und Handschuhe herunter. Ich freute mich so, ihn wiederzusehen! Nur Papi stand immer noch da, mit der Maske im Gesicht. Ich zwinkerte ihm zu: »Wir sind uns vor wenigen Stunden im Flugzeug begegnet. Ich glaube nicht, dass du Angst haben musst, dich bei mir anzustecken.« Thomas und ich lachten. Kurzentschlossen riss Papi sich die Maske und die Handschuhe runter und fiel in unser Lachen ein. Man merkte uns allen an, wie erleichtert wir waren, nach dem ganzen Hin und Her mit dem Rücktransport zu Hause vereint zu sein.

Ab diesem Tag ging es steil nach oben. Ich war so dankbar, wieder in der Nähe meiner Familie und Freunde zu sein. Jetzt konnte ich es nicht mehr erwarten, endlich das Bett zu verlassen. Seit sieben Wochen lag ich nur rum. Ein absoluter Horrorzustand für meine Hummeln. Ich saß bislang nicht einmal in einem Rollstuhl, weil es die australischen Ärzte wegen meiner Beinverletzungen nicht erlaubt hatten. Aber der war auch gar nicht mein Ziel. Mein Ziel war es, sobald wie möglich wieder aufrecht zu stehen. Ich konnte also eine Prothese gar nicht erwarten: Sie war der Schlüssel zu meinen allerersten Schritten in mein neues Leben. Aber ich musste mich gedulden. Und mit mir die Hummeln …

Denn zunächst erinnerte mich erst einmal der Schmerztiger daran, dass er keineswegs in Down Under geblieben war, sondern mit mir im Flugzeug gesessen hatte. In der ersten Nacht in Murnau bekam ich furchtbare Phantomschmerzen. Ich klingelte nach der Nachtschwester und sagte ihr, dass ich dringend Morphium bräuchte. Sie blickte mir prüfend ins schmerzverzerrte Gesicht und verschwand aus dem Zimmer. Nach zehn Minuten kam sie zurück – gefühlt eine Ewigkeit, denn der Schmerztiger war gerade warmgelaufen und biss nur so um sich. Die Schwester hatte ein Mittel in der Hand, das sie mir intravenös verabreichen wollte. »Was ist das?«, fragte ich sie mit zusammengepressten Zähnen. »Paracetamol«, gab sie knapp zurück. »Paracetamol?!« Ich schnappte wie ein Junkie nach Luft, der dringend den nächsten Schuss brauchte. »Paracetamol bringt *gar* nichts. Ich brauche Morphium. Dringend!« Mein Körper war längst so starke Schmerzmittel gewöhnt, dass leichtere gar nicht erst anschlugen. Sie erklärte mir geduldig, dass der leitende Arzt es zunächst einmal mit Paracetamol versuchen wollte, um zu sehen, wie ich darauf reagierte. Willkommen in Deutschland – hier wehte eindeutig kein australischer Wind. Also biss ich die Zähne zusammen, denn ich wusste, ich musste mindestens eine Stunde warten, bis ich stärkere Mittel bekommen würde. Zähne zusammenbeißen konnte ich mittlerweile, das hatte ich mir vom Tiger abgeschaut.

Tags darauf stand die erste Arztvisite an. Auch hier wurde mir gesagt, dass ich wohl 1000 Schutzengel gehabt haben musste und es ein Wunder sei, dass ich diesen Unfall überlebt hatte. Auch sie nannten mich ein »medizinisches Wunder«, und es war vor allem die Hauptbeinarterie im linken Bein, die mir diesen neuen zweiten Namen beschert hatte. Mich interessierte aber vor allem eines: »Wann kann ich nach Hause?« Der Arzt meinte, das sei schwer zu sagen, aber: »Zehn Wochen ungefähr ... bis zur Reha!« – »Alles klar! Anfang Juli muss ich aufs Zürifäscht. Danach kann ich ja wiederkommen, aber Anfang Juli bin ich nicht hier.« Klares Ziel, klare Ansage. Nachdem das für mich geklärt war, sprach ich den Arzt auf den Vorfall in der vergangenen Nacht an. Ich wollte keinesfalls, dass der Tiger erneut so zum Zug kam. Ich fragte, ob sie wüssten, wo mein australisches Survival-Kit sei, das sie wegen des Betäubungsgesetzes gleich in einen Safe gesperrt hatten. Mir war wichtig, dass die deutschen Ärzte sahen, welch starke Morphiumpräparate darin enthalten waren. Nicht, dass sie mit einem neuen Medikamentencocktail um die Ecke kämen, wenn die Schmerzen gerade wieder voll zuschlügen.

Der Arzt versprach mir, mich medikamentös so einzustellen, dass die Phantomschmerzen besser würden. Das klang gut. Schleich dich endlich, Schmerztiger!

Als ich nach der Quarantänezeit auf die normale Krankenstation kam, lernte ich einen Pfleger kennen, den ich sofort ins Herz schloss. Er sah mich an, rümpfte die Nase und fragte mich, wo denn meine Klamotten seien. Er würde mir beim Umziehen helfen. »Ich habe keine hier«, antwortete ich ihm. Er sah mich fassungslos an: »Was? Du willst mir jetzt aber nicht weismachen, dass du seit Wochen diese OP-Hemdchen trägst?!« Ich zuckte mit den Schultern, denn genau das hatte ich. Seit Wochen trug ich diese unglaublich sexy geblümten Hemdchen, die man im Nacken zusammenschnürt und die immer genügend Luft an den Allerwertesten lassen. Was hätte ich bitte auch anderes tragen sollen mit all den Schläuchen, die aus mir herauskamen, dem Fixateur und dem dicken Verband um mein kleines Bein? Er war entsetzt. »Das geht gar nicht! Richte unbedingt deinen Freunden und deiner Familie aus, dass sie dir etwas Gescheites zum Anziehen mitbringen sollen!« Da musste also erst dieser nette – und gnadenlos ehrliche – Pfleger mit Modefimmel kommen, um mich auf die Idee zu bringen, mir endlich mal wieder etwas Ordentliches anzuziehen. Gesagt, getan. Ich wusste zwar nicht, wie das genau funktionieren sollte, aber wer nicht öfter mal etwas Neues probiert, wird immer beim Alten hängen bleiben. Mein Bruder und mein bester Kumpel Jock brachten mir also Boxershorts und T-Shirts mit. Ab sofort sah ich aus wie ein Skatergirl. Und ich verstand sofort, warum der Pfleger so darauf bestanden hatte! Ich fühlte mich dank der neuen Klamotten wie ein neuer Mensch – und wenn Tina, das Skatergirl, kein neuer Mensch war, weiß ich auch nicht … Den Blick in den Spiegel mied ich, aber ich konnte trotzdem sehen, wie abgemagert ich war. Weibliche Formen? Gone. Da kamen mir die weiten T-Shirts eigentlich ganz recht.

Dann war es Zeit für die nächste Visite. Vor mir standen sechs Ärzte – inklusive Chefarzt –, die mich kritisch beäugten. Langsam, aber sicher hatte ich mich daran gewöhnt, ständig begutachtet zu werden, wie es einem medizinischen Wunder wohl gebührt. Sie beschlossen, meine zwei Magensonden und den Katheter zu entfernen. Sie wollten mir damit zu etwas mehr Selbstständigkeit verhelfen. Zum Schluss sah der Chefarzt meinen neuen Verband auf der noch offenen Stelle der Spalthautentnahme, und ohne ein Wort griff er danach. »Nein, bitte nicht!«, brachte ich gerade noch entsetzt hervor, ehe er den Verband mit einem Ruck abzog – leider inklusive der neuen Haut, die sich mühsam um die Wunde gebildet hatte. Ich schrie auf und mir kamen vor Schmerzen die Tränen. Meine Zimmernachbarin erzählte mir später, dass die anderen Ärzte im Raum ebenfalls das Gesicht verzogen hatten. Wie ich doch die Mentalität der Australier vermisste …

Kurze Zeit später war aber aller Schmerz vergessen, denn Lena besuchte mich in Murnau. Im Gepäck: eine große Styroporplatte, auf der sie zuallererst alle bei mir rumliegenden Briefe, Faxe und Karten befestigte. Ein Artikel aus dieser Sammlung war für mich momentan entscheidend: Es ging darin um Sarah Reinertsen, eine junge Frau, die trotz Oberschenkelprothese am Ironman teilgenommen hatte. Auf dem Foto tanzte sie ausgelassen in einem Club – im kurzen Rock. Sie versprühte so eine unfassbare Lebensfreude und hatte so viel Selbstvertrauen. Der Artikel sprach auch davon, dass in den USA viele Amputierte ihre Prothesen unverkleidet trugen und offener zeigten als hier in Deutschland. Man konnte also die Carbonstange sehen: nackt, pur, schwarz. Ich war wahnsinnig beeindruckt davon, wie selbstbewusst und ja irgendwie auch selbstverständlich Sarah Reinertsen ihre Prothese trug. Die ganze Frau strahlte so eine Stärke und Selbstliebe aus, dass sie in diesem Moment zu meinem Vorbild wurde. Ich lag da, blickte auf ihr Foto an meiner Wand und dachte: »Hey, wenn sie das mit einer Oberschenkelprothese so gut hinkriegt, dann schaffe ich das auch!«

Lena erzählte mir bei ihrem Besuch von ihrem neuen Freund, der kletterte. Wir beide hatten bereits in Australien ausgemacht, dass wir zusammen mit dem Klettern anfangen wollten, wenn wir zurück seien, aber bei mir kam ja leider etwas Kleines dazwischen. Erst mal musste ich wieder laufen lernen, aber dann … Aber dann! Und in Gedanken sah ich mich schon an hohen Felsen herumturnen. Lena versprach mir, alles Kletterwissen wie ein Schwamm aufzusaugen, um es mir später beibringen zu können. Mit diesem Versprechen motivierte sie mich noch mehr, schnell wieder auf die Beine zu kommen. Was mir unheimlich viel bedeutete, war, dass sie nicht eine Sekunde daran zweifelte, dass ich mit Prothese klettern würde. Für sie war das einfach ein Fakt und es bestärkte mich in meiner Vision: so bald wie möglich mit ihr am Fels hängen!

Sechs Monate nach der Amputation ruft Lena an. »Na, Lust auf einen Besuch in der Kletterhalle?« Was für eine Frage! »Yes!! Ich dachte schon, du fragst nie!« Die Hummeln summen aufgeregt los. Da ich noch keine Ausrüstung habe, treffen wir uns vor einem Sportladen, damit ich mir wenigstens passende Kletterschuhe kaufen kann. Die braucht man, um auch die kleinsten Tritte in der Wand nutzen zu können. Dass dies auch mit Prothese möglich ist, habe ich in der Reha an einer Minikletterwand im Physioraum bereits getestet – allerdings vorerst nur vertikal. Aber nun die erste Kletterherausforderung: der Schuhkauf. Kletterschuhe müssen extrem eng anliegen, damit man ein gutes Gefühl für den Fels bekommt. Werde ich da mit meinem Prothesenfuß überhaupt reinkommen? Nach sechs Versuchen mit verschiedenen Kletterschuhen klappt es. Lena und ich fahren in die Kletterhalle. Sie zeigt mir, wie man sich im Seil einbindet. »Und jetzt hoch mit dir!« Das muss sie meinen Hummeln und mir nicht zweimal sagen.

Doch bevor es in den Klettergurt gehen konnte, mussten ein paar Monate zuvor noch zahlreiche kleine Schritte zurück in ein unabhängiges Leben gemacht werden. Und die hatten zunächst noch absolut nichts mit Gehen an sich zu tun. Zuerst kamen die zwei Magensonden weg. Ich war so froh, endlich diese nervigen Schläuche los zu sein! Langsam konnte ich wieder auf regulärem Weg Nahrung zu mir nehmen – wenn auch noch keine Semmelknödel, sondern vorerst nur langweilige Brühe. Ich hoffte, bald wieder mehr essen zu können, um endlich wieder Gewicht zuzulegen. Auch meinen Fixateur wurde ich los. Er wurde mir in einer OP entfernt, aber darin war ich ja mittlerweile Profi. Die gruseligen Eisenstäbe wurden von einem Vakoped-Schuh abgelöst, einer Art Gips. Na, das sah zumindest ein bisschen besser aus. Und weil aller guten Dinge drei sind, wurde auch ein neuer Versuch gestartet, den Katheter zu ziehen. Ich war ziemlich nervös, nachdem das ja schon mal schiefgelaufen war. Was, wenn ich wieder nicht pinkeln konnte? Und diese schlimmen Schmerzen wiederkamen? Würde ich dann den Rest meines Lebens einen Katheter tragen müssen? Nein. Er wurde mir gezogen, und einige Zeit später merkte ich, dass meine Blase drückte. Die Schwester brachte mir eine Bettpfanne … und ich pieselte! Ich kann nicht beschreiben, wie erleichtert und glücklich ich in diesem Moment war. Ich hatte nicht gedacht, dass ich jemals eine körperliche Funktion, die ich immer für völlig normal gehalten hatte, so dermaßen feiern würde. Seitdem sehe ich es nicht mehr als selbstverständlich an und bin jeden Morgen ganz bewusst dankbar für alle körperlichen Funktionen, die reibungslos ablaufen. Millionen von Dinge laufen automatisch in uns ab, ohne dass wir sie wahrnehmen. Unser Körper ist ein reines Wunderwerk – warum nur vergessen wir das so oft?

Physio – und die magischen 90 Prozent

Vor dem Laufen-neu-Lernen kam die Physiotherapie. Ich war motiviert, endlich loszulegen. Vor allem nachdem ich Nadja, meine Therapeutin, kennengelernt hatte. Das Erste, was sie mir sagte, war, dass ich froh sein könne, mein linkes Knie noch zu haben (und: oh ja, das war ich. Danke, Doc Fergusson!). Und dass ich mit einer Unterschenkelprothese 90 Prozent von allem Vorherigen wieder machen könne. 90 Prozent – der Wahnsinn! Ich wollte natürlich am liebsten sofort herausfinden, was denn alles Teil dieser 90 Prozent sein würde. Aber das Motto lautete auch hier – wie auch sonst? – »Langsam reiten, Cowgirl!«.

Zunächst mussten wir beide Knie wieder in Bewegung bringen. Im Bett, versteht sich. Das kleine Bein wurde in eine Schiene gelegt, das andere hatte nach wie vor einen Fixateur. Also noch meilenweit entfernt von einem »Auf eigenen Beinen stehen«. Aber nach nur einer Woche setzte mich Nadja das erste Mal in einen Rollstuhl. Ich strahlte wie ein Honigkuchenpferd. Seit dem Unfall das erste Mal raus aus dem Bett! Allerdings war es schon eine Tortur, mich überhaupt in den Rollstuhl zu bekommen. Aber ich wollte so unbedingt raus aus dem Krankenhaus, raus an die frische Luft, an die Sonne. Als die Physio nach einer halben Stunde wieder vorbei war, flehte ich Nadja an, noch nicht wieder aufs Zimmer zu müssen. Sie sollte mich doch bitte im Vorraum stehen lassen, und ich würde dann selbst wieder zum Zimmer rollen. Jedes noch so kleine Fitzelchen Unabhängigkeit war unendlich wichtig für mich. Nadja warnte mich, dass ich mit dem Kreislauf aufpassen müsse, da ich das erste Mal nach so langer Zeit aufrecht saß. Aber ich wollte meine neue kleine Freiheit noch ein wenig auskosten: »Ach, ich schaff das schon!« Und so blieb ich lange sitzen und sah einfach aus dem Fenster im Flur. Als ich zurück ins Zimmer rollen wollte, passierte es. Es wurde dunkler und dunkler – und irgendwann schwarz. Ich war im Rollstuhl sitzend ohnmächtig geworden: Kreislaufkollaps! Ein anderer Patient, der das zufällig beobachtet hatte, schob uns beide in mein Zimmer. Um Trubel zu vermeiden, riefen wir keinen Arzt. Mein Learning an diesem Tag: Ich musste dringend etwas für meinen Kreislauf tun. Und wenn das eben nicht im Stehen ging, dann musste ich es eben im Rollstuhl machen.

Lena besuchte mich erneut, als ich meinen Rollstuhl seit circa einer Woche hatte. Ich lotste sie als Erstes in den Keller vor eine Vitrine, in der verschiedene Prothesen ausgestellt waren. Wenn ich sie betrachtete, dann sah ich mich vor meinem inneren Auge damit laufen. Ich sah in ihnen die Möglichkeit, wieder auf die Beine zu kommen. Jeden Tag fuhr ich zu der Vitrine. Ich war wie ein kleines Kind, das das erste Mal vor einem üppig geschmückten Weihnachtsbaum stand. In dieser Vitrine war er, der Schlüssel zu all den Möglichkeiten, die das Leben noch für mich bereithielt. Lena schob mich aus dem Krankenhaus, wir wollten die Gegend rund um das Murnauer Krankenhaus erkunden. Ich hatte so lange nur Krankenhauszimmer gesehen und saugte die schöne Natur geradezu in mich auf. Lena rollte mich einen Hügel hinunter, und da war er plötzlich mitten auf dem Krankenhausgelände: ein Tennisplatz. Lena sah mich unsicher an.

»Fahr mich bitte dahin«, sage ich mit leiser Stimme. Sie schiebt mich direkt vor den Tennisplatz, zwischen uns ist es still. Mir laufen Tränen über die Wangen. Immer stärker, es ist, als wäre etwas aufgebrochen und nicht mehr zu stoppen. Gemeinsam mit den Tränen kommen all die Erinnerungen hoch, die ich so lange erfolgreich verdrängt habe. Ich sehe die vielen Punktspiele mit meiner Mannschaft, die Siege, den Aufstieg, und erinnere mich

an das Gefühl, irgendwo dazuzugehören. Mir schießen so viele
Fragen durch den Kopf: Werde ich jemals wieder Tennis spielen?
Werde ich jemals wieder ein Mitglied des Teams sein? Tennis ist
ein Laufsport – wie soll das denn bitte gehen?

In diesem Moment – am Rande des Tennisplatzes – durchlief ich
die gesamte Gefühlspalette: Angst, Verzweiflung, Wut, Trauer
und Selbstmitleid. Ich fühlte mich so verloren, so alleine. Aber
das war ich nicht: Lena stand neben mir und weinte mit mir. Sie
war einfach nur da und schenkte mir ihr ganzes Mitgefühl. Es tat
so gut, alles rauszulassen. Alle Gefühle und alle Tränen loszulassen. Ich hatte mich so lange zurückgehalten und alles verdrängt.
Ich wollte stark sein – vor allem für Papi und Thomas, für die es
eh schon schlimm war, mich so zu sehen. Ich war nie der Typ für
Selbstmitleid gewesen, aber in den letzten Wochen erschien es
mir so wichtig, Stärke zu zeigen. Dennoch bewies mir dieser
Moment, wie wichtig es im Leben ist, auch Schwäche und Verletzlichkeit zu zeigen. Dass man seine Gefühle manchmal rauslassen muss, damit die Heilung eintreten kann. Das sollte man
liebevoll annehmen und sich auf keinen Fall dafür verurteilen.
Das alles gehört zu unserer Lebensreise dazu. Und auch wenn es
wundervoll ist, auf dieser Reise Gefährten zu haben, muss man
durch den Schmerz letztlich alleine gehen. Schritt für Schritt.
Man muss alles rauslassen, damit die Wunde danach heilen kann.
Es muss erst ein Gewitter geben, damit man danach die klare
frische Luft und somit die innere Ruhe und Klarheit fühlen
kann. Und je stärker das Gewitter, umso intensiver die Klarheit.
Mein persönliches Gefühlsgewitter kam völlig unerwartet an
diesem Tennisplatz in Murnau. Und es tat unfassbar gut.
  Mein reinigender Gewittermoment danach zeigte mir eines:
Ich war nie allein, und ich werde es niemals sein. Ich habe meine
Familie, meine Freunde, mein ganzes persönliches Umfeld, das
mir zur Seite steht und das mit mir zusammen diesen Schicksalsberg erklimmen will. Sie wollen mir Kraft geben, mich be-

stärken und mir auch mal die Hand reichen, wenn es schwieriger wird. Ich musste nicht alleine auf den Gipfel, ich musste nicht alleine kämpfen – und ich hatte diesen Glauben: den Glauben an mich selbst und an all die tollen Menschen in meinem Leben, die mit mir gemeinsam kämpften. Und noch mehr, denn es gibt Millionen Menschen auf der Welt, die gerade ihre eigenen Probleme durchstehen, ihre eigenen Schicksalsberge erklimmen müssen: Trennungen, Todesfälle, Jobverluste, Unfälle, Krankheiten, Liebeskummer ... Das ein oder andere davon hat doch jeder schon in seinem Leben erfahren müssen.

Und das ist, was uns alle miteinander verbindet. Jeder Mensch hat früher oder später einen Schicksalsberg, auf den er klettern muss. Manche sind vielleicht eher Hügel, andere die Alpen – aber hoch müssen wir alle. Und auch wenn wir uns dabei manchmal alleine vorkommen, so sind wir es nicht. Auch wenn niemand sonst unseren Weg gehen kann, so wird es doch immer Gefährten geben. Und wenn es bei mir Mami ist, die schützend ihre Hand über mich hält. Wie sie früher immer so schön zu mir gesagt hat: »Ich kann dich als Reh zur Quelle führen, aber trinken musst du selbst.«

Ich habe zwar diesen ganzen Prozess als große Einsamkeit empfunden, aber weiß jetzt, dass das eine Illusion ist. Denn ich bin Teil eines großen Ozeans, und nur weil ich gerade von einer hohen Welle durchgeschüttelt werde, werde ich nie getrennt vom großen Ganzen sein. Dadurch, dass ich auf meinen ganz persönlichen Schicksalsberg musste, musste ich über mich selbst hinauswachsen. Und diese Erfahrung kann mir niemand nehmen, sie »wegamputieren«. Wie heißt es auch so schön: »Nichts im Leben kommt den Erfahrungen des Reisens gleich.« Es sind die Erfahrungen, die ich auf Reisen machen wollte. Die einzige Möglichkeit, aus der Erfahrung zu lernen, besteht darin, sie zu machen, also durch sie hindurchzugehen. Jetzt ist es eben keine Weltreise mehr, sondern eine Lebensreise: eine Reise zu mir selbst.

Diese Situation vor dem Tennisplatz war der Beginn meines Wandlungsprozesses. Ich erlaubte mir erstmals, Gefühle zuzulassen und sie wirklich zu fühlen. Ich trauerte um alles, was ich verloren hatte. Ich trauerte um mein altes Leben. Und das war wichtig. Es war kein Selbstmitleid – es war reine Trauer. Eine altbekannte Emotion, mit der ich bereits vor einem Jahr Bekanntschaft gemacht hatte. Durch das Trauern begann ich die Situation anzunehmen. Man kann nichts akzeptieren, dem man nicht ins Gesicht geblickt hat – egal wie scheußlich es auch sein mag. Erst mit Akzeptanz kann auch Heilung beginnen. Und ich konnte nun die unangenehmen Gefühle nicht länger mit Schmerzmitteln betäuben. Ich realisierte, dass der Schmerztiger nicht nur für meine körperlichen Schmerzen sorgte, sondern auch für meine seelischen. Immer dann, wenn ich meine unangenehmen Gefühle betäubte, packte ich gleichzeitig auch die schönen wie Freude, Dankbarkeit und Glück unter eine dicke Watteschicht. Gefühle kann man nicht selektieren. Und das musste auch ich auf meiner Reise lernen.

Nach einer Woche in Murnau besuchten mich meine Mädels aus Zürich, die so wichtige Gefährtinnen beim Aufstieg auf den Schicksalsberg waren. Es war ein wunderschöner Maitag, und sie packten mich in den Rolli, um in der Stadt Eis essen zu fahren. Ein Stück Normalität, das sich gleichzeitig anfühlte wie ein riesiges Abenteuer. Ich thronte auf einem Berg von Kissen, anders würde ich es keine fünf Minuten aushalten, denn von Sitzfleisch war keine Spur mehr. Danach kamen sie noch einmal mit ins Krankenhaus und saßen wie die Hühner auf der Stange vor meinem Bett aufgereiht. »Wir haben dir was mitgebracht!«, strahlte Anne mich an und legte die ersten drei Staffeln *Grey's Anatomy* auf mein Bett. Grey's what? »Tina, das ist besser als *Sex and the City*«, behaupteten meine Freundinnen – zu dieser Zeit dürfte ich der wohl größte *Sex and the City*-Fan der Welt gewesen sein und konnte diese Aussage nicht glauben. Aber schon eine Folge später war es um mich geschehen: Frisch verliebt in McDreamy schlief ich ein. Und ich war nicht die Einzige, die ihr Herz an den schicken Serienarzt verloren hatte, denn auch Anna, die langjährige Freundin meines Bruders, war schwer verliebt. Heimlich, versteht sich. Anna brachte mir ein paar Ausdrucke unseres Schwarms mit, und einen davon klebte ich gleich ans Fußende des Bettes. So war der Anblick meines kleinen Beines gleich etwas weniger schlimm. Immer wieder erstaunlich, wie einem manchmal solche Teenieschwärmereien eben auch in ernsten Situationen helfen können. Die Aktion passte zu Anna, sie machte sich generell viele Gedanken um mich. Als sie mich das erste Mal mit Thomas besuchen kam, wollte sie im ersten Moment nicht aus dem Auto steigen, denn sie hatte erst auf dem Murnauer Parkplatz realisiert, dass sie einen kurzen Rock trug. Sofort bekam sie ein schlechtes Gewissen und wollte mir, die gerade ein Bein verloren hatte, so nicht unter die Augen treten.

»Wo ist denn Anna?«, frage ich Thomas verwundert, als der allein in meinem Zimmer steht. Nach sechs Monaten kann ich es kaum erwarten, sie endlich in die Arme zu schließen. »Sie sitzt im Auto und traut sich nicht zu dir, weil sie einen Rock trägt.« Er sieht mich unglücklich an. Ich bitte ihn darum, mich im Rolli auf den Parkplatz zu begleiten. »Anna, jetzt steig schon aus dem Auto aus! Ich freue mich doch so, dich endlich wiederzusehen!« Ich erkläre ihr, dass ihr schlechtes Gewissen unnötig sei. Vor allem nur wegen eines Rocks! Das Einzige, was jetzt zähle, sei, dass sie hier sei und mir durch ihren Besuch Kraft gebe. Und dann fallen wir uns endlich in die Arme.

Diese Situation führte mir vor Augen, dass der Umgang mit meiner Situation für viele meiner Freunde nicht einfach war. Wie auch? Sie war alles andere als alltäglich. Viele hatten Angst vor dem ersten Besuch. Sie wussten nicht, wie sie reagieren sollten, was sie sagen sollten – oder konnten. Um es ihnen einfacher zu machen, »briefte« ich sie, bevor sie das erste Mal kamen. Ich sagte ihnen, dass ich stark abgemagert war, damit sie bei meinem Anblick nicht zu sehr erschraken. Ich erzählte ihnen von dem Fixateur, weil manchen von dem Anblick schlecht wurde. Am allerwichtigsten war mir allerdings eines: Ich wollte kein Mitleid. Ich erinnerte mich an Mamis Worte nach ihrer Krebsdiagnose, als sie sagte, dass wir positiv bleiben sollten, da ihr mit unserer Trauer und negativen Energie nicht geholfen sei. Ich wollte kein Mitleid. Mitgefühl ja – aber kein Mitleid! Am meisten brauchen konnte ich damals positive Energie, Kraft, Zuversicht. Nur diese bestärkten mich auf meiner Reise der Heilung. Ich habe mich meinem Besuch gegenüber verletzlich gezeigt, aber ich war nicht die Einzige. Auch die Menschen, die zu mir kamen, taten dies. Sie wussten nicht, welcher Anblick sie erwartete und wie sie mit mir umgehen sollten. Sie wurden – vielleicht das erste Mal in ihrem Leben – mit einem schweren Schicksalsschlag konfrontiert. Das, was mir passiert war, zeigte zum Teil sicher auch ihnen, dass sich das Leben in nur einer Sekunde verändern kann. Dass eine Sekunde ausreichte, um dein Leben auf den Kopf zu stellen und von Grund auf zu verändern. Und dass es letztlich jeden von uns treffen kann. Jederzeit. Was uns allen half, war Herzenskommunikation – offen auszusprechen, was uns belastete. In meinem Fall half ein »Tina, ehrlich gesagt: Ich habe Angst, weil ich nicht weiß, was ich sagen soll. Wie ich mit dir umgehen soll«. Dadurch wurden Unsicherheiten und komische Gefühle sofort im Keim erstickt. Und beide Seiten konnten offen zu ihrer Verletzlichkeit stehen. Das sorgte wiederum für eine tiefe und vor allem wunderschöne Verbundenheit.

Es gab aber natürlich auch lustige, herrlich unbeschwerte Besuche: »Na, Tina, Bock auf 'ne Runde Poker?«, rief jemand an einem Freitagabend in mein Zimmer. Darauf spazierten mein Bruder und vier seiner engsten Freunde, die ich schon ewig kannte, in mein Zimmer. Tags zuvor hatte ich Thomas noch mein Leid geklagt, dass ich wieder alleine auf dem Zimmer lag, nachdem meine Bettnachbarin nach nur einer Woche entlassen worden war, und mich langsam einsam fühlte. Und schon waren sie da. Sie schleppten einen Pokertisch in mein Zimmer und verwandelten es binnen weniger Minuten in ein Casino – es fehlten eigentlich nur Whiskey und Zigarren ... Kurze Zeit später kam der Pfleger der Nachtschicht herein, der mir beim Zähneputzen helfen wollte. Erstaunt sah er uns an: »Also so was habe ich hier noch nie erlebt!« – »Magst mitspielen? Mit fünf Euro Einsatz bist dabei«, grinste ich. Ich war glücklich und dankbar für den besten Bruder und die coolsten Freunde der Welt. An diesem Abend nahm ich das Morphium mit Absicht spät, um möglichst viel von diesem ganz besonderen Event zu haben.

Die erste Begegnung mit dem kleinen Bein

Egal wer zu Besuch kam, der erste Weg führte immer ins Unter-
geschoss vor die Vitrine mit den Prothesen. Ich konnte es einfach nicht erwarten, wieder auf eigenen Beinen zu stehen. Aber
zunächst stand noch ein anderes erstes Mal auf dem Programm:
Seit ich in der Unfallklinik lag, hatte ich mich noch nicht überwinden können, mein kleines Bein anzuschauen. In Australien
war es entweder von Tüchern oder einem Gestell bedeckt gewesen, und in Murnau bat ich die Schwestern immer um ein Handtuch, das sie so spannen sollten, dass ich beim Verbandswechsel
nichts sehen konnte. Zu groß war meine Angst vor meiner Reaktion auf den Anblick. Einmal hatte ich für den Bruchteil einer
Sekunde einen Blick darauf geworfen, als der Schorf von der
Wunde entfernt wurde. Und das hat mir gereicht. Die Schwester
beruhigte mich: »Über die Spalthautentnahme an deinen Oberschenkeln musst du dir keine Sorgen machen. Die bleiben nicht
so dunkellila. Irgendwann wird es weiß, und du wirst es kaum
noch sehen.« Ich konnte das nicht glauben, zu diesem Zeitpunkt
schimmerten beide Oberschenkel in einer wunderbaren Farb-
palette irgendwo zwischen dunkelrot und lila. »Wie soll das
denn bitte jemals weiß werden?«, fragte ich sie skeptisch. »Magst
du es sehen?«, fragte sie zurück. Ich nickte und sie zeigte mir
ihre Spalthautentnahme am Oberschenkel. Und tatsächlich: Es
sah fast aus wie normale Haut. Man musste schon genau hinschauen, um zu erkennen, dass da mal Haut abgetragen worden
war. Das machte mir Hoffnung. Und so traute ich mich kurze
Zeit später das erste Mal, alleine mein kleines Bein anzuschauen.

Mein Herz rast, mir wird heiß. Was, wenn ich es ganz schreck-
lich finde? Wenn mir von dem Anblick schlecht wird? Werde ich
dabei Phantomschmerzen bekommen, oder werden sie wegge-
hen? Tausende Fragen hallen in meinem Kopf, eine Antwort da-
rauf werde ich nur bekommen, wenn ich mich dem Ganzen
stelle. Ich nehme all meinen Mut zusammen. »Das Bein wird
immer ein Teil von dir bleiben, Christina. Es ist zwar ein Stück
kleiner, aber es ist immer noch dein Bein!«, rede ich mir selbst
zu. Und dann schaue ich es an. Eine große, lange Narbe über der
Kniescheibe. Eine große, lange Narbe seitlich vom Knie. Ich
atme tief durch. Eine weitere großflächige Narbe auf der Innen-
seite meines Knies. Ein Souvenir meiner damaligen Wade, mit
der zwei Tage nach der Amputation mein Knie verschlossen
wurde. Noch immer kommt es mir mehr als strange vor, ein
Stück Wade auf meinem Knie zu tragen ... Eine weitere Narbe
von links nach rechts am unteren Teil meines kleinen Beins.
Kaum zu fassen, wie viele Narben auf so ein kleines Bein passen.
Und dann sehe ich sie. Die eine Narbe, die ganz besonders her-
vorsticht: Am Ende des kleinen Beines ist ein Herz! So groß wie
ein Eurostück und das symmetrischste Herz aller Zeiten. Mir
kommen die Tränen. Ich denke an Mami, die mir immer als
Symbol ihrer Liebe Herzchen gemalt hatte. Diese Herzchen-
narbe ist ein Symbol, das mich immer an sie erinnern wird. Ein
schöneres Zeichen dafür, dass sie immer noch bei mir ist, hätte sie
mir nicht schicken können.

Eine Frage, die mir viele Freunde bei ihren Besuchen in der Klinik stellten, war: »Wie kannst du nach allem, was passiert ist, so
positiv damit umgehen?« Für mich war es einfach so, dass ich
nun schlicht dankbar für jeden Tag war, der mir geschenkt
wurde und noch wird. Zudem ging es mir jeden einzelnen Tag
in Murnau körperlich ein wenig besser, konnte ich ein wenig
mehr machen. Sechs Wochen lang war mein Körper ein einziger
Trümmerhaufen gewesen, ich hatte auf der Intensivstation um

mein Leben gekämpft, und nun freute ich mich über jeden klitzekleinen Schritt, den es bergauf ging. Und wenn es nur der Fakt war, dass ich wieder selbstständig Zähne putzen konnte. So ein kleines Ereignis hätte ich am liebsten mit einer Runde Gin Tonic begossen! Wieder selbstständig pinkeln zu können? Leute, schmeißt die Fanfare an! Wieder auf der Seite schlafen können, weil mir endlich der Fixateur entfernt wurde? Grund für Konfetti!

Es klingt abgedroschen, aber es ist einfach Fakt: Es sind die ganz kleinen Dinge im Leben, die man wieder zu schätzen lernt, wenn man wie gelähmt im Bett liegt. Und jedes dieser kleinen Dinge bestärkte mich auf meinem Weg zurück ins Leben. Jeder Tag war eine neue Chance, diesem wieder näherzukommen. Im Schneckentempo? Mag sein, aber wen interessierte das, solange die Richtung stimmte? Ich habe mein linkes Knie noch, um das Papi und Thomas so gekämpft hatten. Inklusive Herzchennarbe. Wenn das kein Grund ist, dankbar zu sein, dann weiß ich auch nicht.

Ich würde jedoch lügen, wenn ich behaupten würde, dass ich jeden Tag im Krankenhaus so positiv war. Nicht jeder Tag war Schokoeis mit bunten Streuselchen drauf. Es gab sie, die dunklen Tage, die mich zermürbten. Wie der, als eine Schwester kam, um mich zu wiegen. Das hatte ich bisher immer vermieden. Ich wollte nicht, dass mein magerer Anblick eine reelle Zahl auf der Waage wurde. Die Untersuchung war mir nicht recht, aber ich musste trotzdem durch die Prozedur durch. Die Schwester half mir in den Sitz auf der Waage und fragte mich: »Na, was schätzt du?« Um die ganze Problematik nachvollziehen zu können, muss man dazu sagen, dass ich schon vor dem Unfall sehr schlank gewesen war und bei 1,79 Metern 61 Kilogramm gewogen hatte. Und jetzt war ich mir nicht sicher, ob ich schätzen, geschweige denn mein ›neues‹ Gewicht überhaupt wissen wollte. »Hm, ich denke so 55 Kilo«, antwortete ich ihr zögerlich. Die Schwester sah mich mitfühlend an: »Du wiegst 47 Kilo.« Mir war klar gewesen, dass ich dank der langen künstlichen Ernährung und der Amputation viel abgenommen haben musste, aber so viel? In der Tat wurde ich von vielen immer wieder gefragt, was denn so ein Unterschenkel wiege – aber letztlich hat der nur 1,5 Kilogramm bei dem Gewichtsverlust ausgemacht.

Mir wurde schlecht bei der Zahl – vor allem, als mir bewusst wurde, dass ich vor ein paar Wochen noch weniger gewogen hatte. Ich musste mich zusammenreißen, um nicht in Tränen auszubrechen. Als die Schwester das Zimmer verlassen hatte, rollte ich ins Badezimmer. Ich wollte mich nun einer Sache stellen, die ich die letzten Wochen aktiv verweigert hatte: meinen gesamten Körper im Spiegel zu betrachten. Ich dachte daran, wie ich mich das erste Mal überwunden hatte, das kleine Bein anzuschauen. Da hatte ich auch gedacht, dass es furchtbar werden würde, aber das war es letztlich ja gar nicht. Vielleicht war es also dieses Mal auch so? Andererseits fiel es mir schon schwer, nur mein Gesicht im Spiegel zu betrachten. Die fahle blasse Haut, das schmale Gesicht, die stumpfen Haaren drum herum – wenn mir das schon so schwerfiel, wie schlimm würde der Anblick meines mageren Körpers erst werden?

Okay, irgendwann muss ich mich damit konfrontieren. Warum also nicht jetzt? Ganz vorsichtig öffne ich meine Augen und blicke in den Spiegel. Ich sehe einen mageren, knochigen Körper – ohne jegliche Weiblichkeit. Ich sehe ein Klappergestell, das so gar nichts mehr mit mir, mit meinem Körper gemein hat. Was ist nur mit meinem Körper passiert? Wo sind all meine Muskeln geblieben? Ich bestehe nur noch aus Haut und Knochen! Ich sehe aus, als würde ich unter schweren Essstörungen leiden, und ich kann meinen Oberarm ohne Probleme mit Daumen und Zeigefinger umfassen. Ich schlucke und betrachte mich nun auch von hinten im Spiegel: Am Rücken verlaufen von den Achselhöhlen zwei ungefähr 30 cm große Narben den Rücken hinunter. Es ist das erste Mal, dass ich sie sehe, seit mir ein Teil der Muskeln entnommen wurde, um mein zweites Bein zu retten. Alle Wirbel und Rippen stechen hervor. Dafür ist von meinem Hintern keine Spur mehr. Da befinden sich nur noch zwei herabhängende Hautlappen. Wie der Hintern meines 80-jährigen Ichs in der Zukunft. Mir schießen Tränen in die Augen. Dann drehe ich mich noch einmal um die eigene Achse: sehe am Bauch die lange Narbe von oben bis um den Nabel herum bis ganz nach unten und sehe die drei Narben der Schläuche. Beide Oberschenkel leuchten dunkelrot, eine lange Narbe verläuft entlang der Leiste durch die angerissene Hauptbeinarterie. Und zu guter Letzt betrachte ich mein kleines, vernarbtes Bein. Ich weine jetzt ungehemmt. Wie konnte all das nur mit meinem Körper geschehen? Ich sehe ihn, aber irgendwie hat er nichts mehr mit mir zu tun. Diese ganze Schwäche, diese Verletzlichkeit – das bin doch nicht ich! Nichts an mir ist mehr liebenswert, ich kann diesen Körper nicht akzeptieren. Und wenn ich das nicht kann, wie soll das dann jemals wieder ein Mann? All diese Narben, die Amputation – wer will mich denn jetzt noch so? Ich stelle mir ein erstes Date vor und spüre die Blicke des anderen auf mir ruhen. Was würde derjenige sagen, wenn er meinen Körper so sieht? Noch schlimmer, wenn es das erste Mal intimer wird? Welcher Mann könnte je diesen Körper attraktiv finden? Oder ihn gar lieben?

Früher hatte ich öfter Komplimente für mein Äußeres bekommen. Für meine langen Beine, mein Gesicht. Zwei Wochen vor meinem Flug nach Australien hatte mich eine Frau auf der Straße angesprochen und mir die Visitenkarte einer Modelagentur in die Hand gedrückt. Ihr seien meine schönen langen Beine aufgefallen. Und ausgerechnet die waren jetzt Geschichte …
Als ich wenige Wochen vor dem Unfall in Neuseeland im Meer geschwommen war, hatte ich mir gedankenverloren in die eine Hüfte gekniffen und gedacht, hach, zwei, drei Kilo weniger an der Stelle wären schon schön. Dann wäre mein Körper perfekt … An diesem Tag vor dem Krankenhausspiegel schämte

ich mich für diesen Gedanken, der Jahre her zu sein schien. Ich hatte vor dem Unfall einen perfekten und vor allem gesunden Körper gehabt – und mir ernsthaft Gedanken wegen zwei, drei Kilos gemacht! Dabei war alles perfekt gewesen. Ohne mir leider dessen bewusst zu sein. Das wurde es erst, als ich nun diesen abgemagerten, vernarbten Körper im Spiegel sah. Ich konnte erst seit wenigen Tagen wieder selbstständig pinkeln und mich ohne Hilfe umdrehen – und verurteilte mich nun für die damaligen Gedanken im Meer. Mir wurde klar, wie sehr ich mich über mein Äußeres definiert hatte. Meine Gedanken waren der Ausdruck für meine Definition von Schönheit, wie ein Körper sein sollte und wofür er stand, was Männern gefiel und was die Gesellschaft als schön einstufte. Wie sehr hatte ich mich doch von außen, von Werbung, von Modemagazinen, von der Meinung anderer beeinflussen lassen. All das wurde mir klar, als ich wie unter Schock vor diesem Spiegel saß. Um mich auch von hinten betrachten zu können, stützte ich mich mit den Armen auf den Rollstuhl und stand kurz auf meinem rechten Bein.

Was ich zu diesem Zeitpunkt allerdings nicht sehen konnte, war ein unglaublich starker Körper. Ein intelligenter Körper, der einen schlimmen Unfall und dessen Folgen überlebt hatte. Der jeden Tag gekämpft hatte, damit ich am Leben bleiben konnte. Der jeden Tag tapfer dem Schmerztiger entgegengetreten und fest entschlossen gewesen war, all diese Verletzungen zu überstehen. Der entschieden hatte zu bleiben, damit Thomas und Papi nicht um noch jemanden würden trauern müssen. Die Ärzte haben mir immer wieder gesagt, ich sei ein medizinisches Wunder – was das aber genau bedeutete, das realisierte ich damals noch nicht. Ja, ich hatte einen starken Willen und war eine Kämpfernatur; dass diese Kämpferin aber einen starken Körper an ihrer Seite brauchte, das wusste ich damals noch nicht. Ich bin jetzt überzeugt davon, dass mein gefestigtes Mindset der Antreiber war, diese Sache zu überleben, aber ohne meinen tapferen, starken Körper wäre es dennoch nicht gegangen. Mein Körper und mein Geist – sie waren das stärkste Tennisdoppelteam, das mich wohl das wichtigste Match meines Lebens hat gewinnen lassen.

Und es war nun mal eine Tatsache dieses Matches: Mein Körper musste vieles gehen lassen, um die Kraft dafür zu haben. Das weiß ich heute, im Rückblick. Meine Muskeln mussten gehen, um daraus Energie zu gewinnen. Energie, die es brauchte, um mein Herz weiterschlagen zu lassen und mich atmen zu lassen. Im Grunde war mein Körper wie ein sinkendes Schiff, das möglichst viel Ballast abwarf, um nicht unterzugehen. In der Hoffnung, dass möglichst bald jemand kommen würde, um es zu retten. In meinem Fall also mein Mindset. Mehr noch: mein Mindshift, also das Anheben meiner negativen Gedanken in positive, das letztlich durch die Weisheit meines Körpers zustande kam.

Mein Körper hatte mein linkes Bein gehen lassen müssen, damit ich überleben konnte. Es ist ein Wunder, welche Mechanismen automatisch im Körper ablaufen. Er allein weiß, was zu tun ist, um überleben zu können. Und die Selbstheilungskräfte laufen auf Hochtouren ... Was ich damals vor dem Spiegel als größte Schwäche empfand, war letztlich meine körperlich größte Stärke. Die Stärke meines wunderbaren und tapferen Körpers. Er hätte damals, während ich ihn so ablehnte, vielmehr ein fettes Dankeschön verdient gehabt. Als ich mich unvollständig, schwach und kein bisschen liebenswert fühlte, hätte ich ihn eigentlich feiern sollen – und wertschätzen.

Heute tue ich das: Ich stehe vor dem Spiegel und sehe meinen Körper mit ganz anderen Augen. Ich bin überglücklich, diesen Körper zu haben, denn ohne ihn wäre ich heute nicht mehr hier. Und ich stelle mir die Fragen erneut: Wofür ist mein Körper gut? Was ist Schönheit? Die Antwort ist klar: Im Gegensatz zu damals definiere ich mich heute nicht mehr über äußere Perfektion. Ich sehne mich auch nicht nach ihr, denn sie existiert nicht. Mein Körper ist da, um mich durch mein Leben und durch diese

Welt zu tragen. Durch ihn erfahre ich jeden Tag Neues, kann mich auf alle Abenteuer einlassen, Heilung erfahren und immer weiterwachsen.

Heutzutage ist Body Positivity ein weitverbreiteter Begriff. Es gibt unzählige Artikel, Reportagen und Postings darüber. Es ist gut und wichtig, dass es diesen Begriff gibt, denn er fordert uns auf, unserem Körper positiv gegenüberzustehen. Egal ob wir klein, groß, dünn oder kurvig sind, ob wir Narben haben oder sonstige äußere Makel – oder was wir eben selbst als Makel empfinden. Wir sollten endlich anfangen zu verstehen, dass es das *eine* Schönheitsideal nicht gibt. Jeder Mensch findet etwas anderes schön, in den verschiedenen Kulturen unserer Welt werden unterschiedliche Körperformen und Merkmale gefeiert. Und das Wichtigste: Wir alle sind unterschiedlich, kein Mensch gleicht dem anderen. Und das ist gut so, das ist das Salz, das dafür sorgt, dass unsere Welt kein öder Einheitsbrei ist. Deshalb geht es darum, unseren eigenen Körper so anzunehmen und ihn wertzuschätzen, wie er nun mal ist. Allerdings kann Body Positivity – so positiv die Bewegung auch ist – auch dafür sorgen, dass man sich unter Druck gesetzt fühlt. Dieser ständige Aufruf »Liebe deinen Körper« ist gut gemeint, aber nicht immer umsetzbar.

Es kann Phasen im Leben geben, in denen man nicht in der Lage ist, seinen Körper zu lieben. Da kann man ihn vielleicht nicht einmal akzeptieren. In manchen Fällen ist das ein langer Weg mit seht vielen kleinen Schritten. Zudem stellt die Body-Positivity-Bewegung wieder den Körper in den Vordergrund. Da mir aber durch den Unfall und die Amputation klar geworden war, dass nicht das äußere, schöne Erscheinungsbild meines Körpers das Wichtigste war, sondern meine innere Selbstliebe, die tief aus dem Herzen kommt, bevorzuge ich den Begriff *Body Individuality*.

Jeder Mensch ist schön – solange er im Inneren schön ist. Der Körper ist das Werkzeug dazu, die innere Schönheit nach außen zu bringen, daher sollten wir ihn hegen und pflegen. Aber ob wir nun den Body von Gisele Bündchen haben, liebevoll ein paar Rettungsringe züchten oder nur ein Bein oder einen Arm haben, hat absolut nichts mit unserer Schönheit zu tun. Es war ein langer und teilweise schmerzhafter Prozess, bis ich das alles begriff – aber ich bin froh, dass ich es getan habe!

Wahre Schönheit ist einzigartig, und sie ist ein kraftvoller Ausdruck unseres inneren Wesens, unserer Seele. Sie ist ein Ausdruck des inneren Strahlens. Sicher kann auch die Seele vernarbt sein, aber selbst das kann ein Zeichen innerer Stärke sein. Mir, meinem Körper und meinen Gedanken zu vergeben, war und ist wichtig. Mich mit all meinen und seinen Facetten anzunehmen, das ist die wahre Selbstliebe. Und genau darum geht es letztlich doch immer.

Mr. Schicksal

»So, darf ich vorstellen: Das ist unser Grashüpfer!« Mit diesen Worten schob meine Physiotherapeutin Nadja ein riesiges Gestell ins Zimmer. »Mit diesem Physiogerät kriegen wir dich endlich mal in die Senkrechte!« Das Ungetüm mit dem putzigen Namen war ungefähr zwei Meter hoch, und in der Mitte befand sich ein Sattel. Nadja half mir auf eben diesen, und ich strahlte. Nach neun langen Wochen stand ich das erste Mal wieder! Nadja erklärte mir, ich solle mit einem Bein gehen und dem Sattel vertrauen, denn er war dafür da, mich aufzufangen, sobald ich eigentlich mit dem Bein laufen würde, das ich ja nun nicht mehr vollständig hatte. Das Strahlen verging mir schnell wieder. Bereits nach wenigen Schritten wurde mir schummrig, weil sich mein Kreislauf meldete. Außerdem taten mir plötzlich die Beine höllisch weh – meine Venenklappen, die auch aus winzig kleinen Muskeln bestehen, waren schließlich auch verschwunden, dadurch schoss das Blut ungebremst in meine Beine und sorgte für ein penetrantes Druckgefühl. Zudem begann meine rechte Fußsohle zu schmerzen, es fühlte sich an, als würden Tausende kleiner Ameisen Nadelstiche in meinem Bein verursachen. Mein Gott, was für einen unglaublichen Druck unser Körpergewicht auf unsere Füße ausübt! Mir war das nicht bewusst gewesen, und ich hatte das immer als Selbstverständlichkeit hingenommen. Dabei tragen unsere Füße unser gesamtes Gewicht – unser Leben lang. Nach fünf Schritten ging es nicht mehr, und ich musste zurück ins Bett. Dort brach ich erst einmal in Tränen aus. »Ich werde nie wieder gehen können. Nie wieder!« Schmerzerfüllt sah ich Nadja an. Wie sollte ich schließlich jemals wieder gehen, wenn ich nicht einmal ohne Schmerzen auf meine Fußsohle auftreten konnte? Nadja widersprach mir vehement: »Doch, das wirst du! Großes wird im Leben immer mit kleinen Schritten erreicht. Und du hast schon so viele Schritte hinter dir! Du bist eine Kämpferin, Christina! Du musst deinem Körper Zeit geben, sich wieder an all das zu gewöhnen.« Sie blickte mir fest in die Augen. Doch mir erschien diese ganze persönliche Mount-Everest-Besteigung in diesem Moment wie eine völlige Unmöglichkeit. Als ich dann wieder alleine in meinem Zimmer war, starrte ich einfach an die Decke. Meine Tränen waren gerade versiegt, und ich fing an, Mr. Schicksal einige Fragen zu stellen, die mir wohl schon eine ganze Weile auf der Seele gebrannt hatten.

Warum ist dieser Unfall passiert? Warum ist er gerade mir passiert? Warum musste Ronny sterben? Warum all das nur ein Jahr nachdem Mami sterben musste? Warum verdammt noch mal gerade dann, als ich endlich meinen Traum verwirklichen wollte? Ich hatte doch einen Deal mit »dem Architekten da oben« – schließlich hatte ich damals die Reise abgesagt, als es Mami so schlecht ging. Ich war da und habe mich um sie gekümmert. Habe ich nicht genug Opfer gebracht? Und wie sollte ich das alles überhaupt ohne Mami schaffen? Sie war meine Mentorin, sie wusste immer Rat. Sie war immer für mich da. Voller Ruhe, Kraft und Zuversicht. Genau das, was ich jetzt dringend gebrauchen könnte.

Ich weiß, die Fragen, die ich mir in diesem Moment stellte, klingen wie ein Vorwurf an Mr. Schicksal, aber das war es eigentlich nicht. Okay, vielleicht ein bisschen, aber im Grunde ging es mir nur um folgende Fragen: Was war der Sinn dahinter? Was will mir Mr. Schicksal damit sagen? Und wo ist eigentlich der Architekt da oben geblieben?

Ich blicke aus dem Fenster und schaue auf die Berge, die so un-
glaublich mächtig aussehen. Und muss dabei an Mami denken.
An ein Gedicht, das sie mir immer vortrug, wenn es mir schlecht
ging:

Spuren im Sand *von Margaret Fishback Powers*

Eines Nachts hatte ich einen Traum:
Ich ging am Meer entlang mit meinem Herrn.
Vor dem dunklen Nachthimmel
erstrahlten, Streiflichtern gleich,
Bilder aus meinem Leben.
Und jedes Mal sah ich zwei Fußspuren im Sand,
meine eigenen und die meines Herrn.
Als das letzte Bild an meinen Augen
vorübergezogen war, blickte ich zurück.
Ich erschrak, als ich entdeckte, daß
an vielen Stellen meines Lebensweges
nur eine Spur zu sehen war.
Und das waren gerade die schwersten
Zeiten meines Lebens.
Besorgt fragte ich den Herrn:
»Herr, als ich anfing, dir nachzufolgen,
da hast du mir versprochen,
auf allen Wegen bei mir zu sein.
Aber jetzt entdecke ich,
daß in den schwersten Zeiten meines Lebens
nur eine Spur im Sand zu sehen ist.
Warum hast du mich allein gelassen,
als ich dich am meisten brauchte?«
Da antwortete er: »Mein liebes Kind, ich liebe dich
und werde dich nie allein lassen,
erst recht nicht in Nöten und Schwierigkeiten.

Dort, wo du nur eine Spur gesehen hast,
da habe ich dich getragen.«[1]

Allein dass mir in diesem Moment dieser Text einfiel, sah ich als Zeichen. »Ich werde getragen ... Ich werde getragen ... Ich werde getragen ...« Wie ein Mantra sprach ich diesen Satz laut aus – immer und immer wieder. Vielleicht geht es im Leben gar nicht darum zu verstehen, warum etwas passiert? Vielleicht geht es darum zu vertrauen, dass alles einen Sinn hat? Das wollte ich aus tiefstem Herzen glauben, denn das hatte Mami mir als Kind schon immer gesagt, dass alles einen Sinn hatte ... Ganz tief in mir spürte ich, dass solche Schicksalsschläge »nicht einfach so« passierten. Auch wenn es noch so schlimm war, ich spürte, dass es einen Sinn dahinter gab. Aber welchen? Das wusste ich zu diesem Zeitpunkt noch nicht. Aber ich wusste einfach, dass der große Ozean uns manchmal Wellen schickte – und jede eine neue Chance war. Eine Chance, neuen Mut zu fassen und über sich selbst hinauszuwachsen. Eine Chance, dankbar zu sein – dafür, dass man sie überhaupt erhalten hatte.

Die große Herausforderung nach einem schlimmen Schicksalsschlag besteht nicht nur darin, sofort das Beste aus der Situation zu machen. Sondern darin, sie erst einmal anzunehmen und zu akzeptieren. Und sei sie noch so traurig, grausam und verletzend. Klar, ich konnte mich selbst bemitleiden und hätte mich noch ewig fragen können, warum ausgerechnet mir das alles passiert sei. Aber mal ehrlich: Was würde es bringen? Nichts. Absolut nichts! Denn Schicksalsschläge passieren nun einmal. Sie gehören zum Leben dazu, und wir haben keinerlei Einfluss auf sie. Das Leben ist keine Excel-Tabelle, die wir

---

1 © Margaret Fishback Powers 1964, übersetzt von Eva-Maria Busch, © Copyright der deutschen Übersetzung, Brunnen-Verlag Gießen 1996, zitiert aus: *Spuren im Sand. Ein Gedicht, das Millionen bewegt, und seine Geschichte*, Gießen, 2020. Abdruck mit freundlicher Genehmigung des Brunnen-Verlags.

ständig kontrollieren können. Der Architekt da oben lässt sich nicht immer in die Karten schauen. Daher ist Kontrolle eine reine Illusion. Zurück zu Herrn Lennon: »Das Leben ist das, was passiert, während du Pläne machst ...«

Weil ich wegen Mami schon so viel Schmerz erfahren hatte, dachte ich, Mr. Schicksal sei mir etwas schuldig. Und gab so die Verantwortung für mein eigenes Glück ab. Aber Mr. Schicksal schuldet mir rein gar nichts – er schuldet niemandem etwas. Die Einzige, die dem Leben etwas schuldet, bin ich. Solange ich diese Erwartungshaltung nicht aufgebe, bleibe ich in der Opferrolle gefangen – und das ist kein erstrebenswerter Zustand. Erst wenn ich aufhörte, das Opfer äußerer Umstände zu sein, konnte ich zurück in meine Kraft kommen und mein Leben selbst gestalten. Nur ich konnte für Veränderungen sorgen – niemand sonst. Ich werde Schicksalsschläge niemals verhindern können, aber ich kann bestimmen, wie ich auf sie reagiere. Wie ich mit ihnen umgehe. Mir wurde also klar: Ich möchte das Zepter in die Hand nehmen und über mein Leben bestimmen.

Was wir aber nicht vergessen sollten, ist, dass sich Veränderung nicht nur aus dem Annehmen einer Situation ergibt, sondern auch aus dem Loslassen der Vergangenheit. Egal was ich tue, ich kann die Vergangenheit nicht verändern. Der Unfall war passiert. Ronny war gestorben. Mein Bein wurde amputiert – und wird nicht nachwachsen. Es bringt nichts, mir im Nachhinein den Kopf darüber zu zerbrechen. Natürlich kamen immer wieder Gedanken auf wie: Hätte es etwas geändert, wenn ich Turnschuhe statt Flipflops getragen hätte? Was wäre passiert, wenn ich im Auto einen anderen Platz gewählt hätte? Hätte, hätte, Fahrradkette! Ich kann die Vergangenheit nicht ändern, aber ich kann lernen, sie zu akzeptieren. Sie loszulassen. Mir war klar, dass das nicht von heute auf morgen gehen würde, dass es ein Prozess sein würde. Aber etwas anderes war mir damals auch schon bewusst: Nur so kann ich meine Gegenwart und Zukunft frei gestalten. Ich vergebe der Vergangenheit, ich

163

vergebe Mr. Schicksal, und ich habe unserer Fahrerin Marie vergeben. Als sie mich damals im Krankenhaus in Australien besucht hatte, beschloss ich, ihr zu vergeben. Daraufhin fühlte ich mich so viel leichter, ruhiger und freier. Das war mein freier Wille – und der Grundstein für ein glückliches, selbstbestimmtes Leben. Durch Loslassen und Vergebung kann Neues entstehen. Und wenn das mit Marie geklappt hatte, dann sollte ich auf jeden Fall versuchen, auch Mr. Schicksal zu vergeben.

Zurück auf zwei Beinen

»Welche ist denn die größte Lüge der Welt?«,
fragte der Jüngling überrascht.
»Es ist diese: In einem bestimmten Moment unserer
Existenz verlieren wir die Macht über unser Leben,
und es wird dann vom Schicksal gelenkt.
Das ist die größte Lüge der Welt!«

PAULO COELHO, DER ALCHIMIST

Seit meiner Ankunft in der Unfallklinik wurde mein kleines Bein mit einer bestimmten Technik in einen Verband eingewickelt. Durch diese Wickelei sollte es komprimiert werden. Auf gut Deutsch: Es sollte seine ursprüngliche Form wiedererlangen. Dass das irgendwann der Fall sein würde, konnte ich mir zunächst nicht vorstellen, immerhin war es so geschwollen, dass es fast doppelt so dick war wie das andere. Vor jeder ersten Prothesenanpassung wird gewickelt, was das Zeug hält, und bei jeder Arztvisite streng kontrolliert. Irgendwann war es dann auch für mich so weit: Der Prothesenbauer kam vorbei! Bei diesem Wort wird wahrscheinlich jeder Orthopädietechniker die Nase rümpfen, aber meiner war wirklich noch ein waschechter Prothesenbauer. Dieter stand kurz vor der Rente und hatte in seinen 45 Berufsjahren alle Entwicklungen – vom Holzbein zur Carbonprothese – miterlebt. Er war eine echte Koryphäe auf seinem Gebiet, und ich spürte sofort: Wenn ich jemandem mein kleines Bein anvertrauen kann, dann ihm.

Bei unserem ersten Termin kontrollierte er nicht nur die

Form meines kleinen Beines, er vermaß es auch, denn er brauchte diese Maße, um den richtigen »Liner« zu bestellen, also diese Art Socke aus Silikon, die über das Bein gestülpt wird. Der Überzug schützt das Bein, wenn man in den Schaft aus Carbon steigt. Ein paar Tage später kam Dieter zurück und brachte meinen neuen Liner mit. Geduldig erklärte er mir, wie man ihn richtig anzog und was man bei der Pflege beachten musste. Sobald die Wickelphase beendet war, sollte ich den Liner täglich stundenweise tragen, um mich an ihn zu gewöhnen. Zudem übte er auch einen komprimierenden Druck auf das kleine Bein aus. Dann kam der nächste Schritt auf dem Weg zum »neuen« Bein: ein Gipsabdruck vom kleinen Bein. Dafür fuhr ich mit dem Rollstuhl einen mir bereits bekannten Weg nach unten – an der Vitrine vorbei zwei Etagen tiefer direkt in die Prothesenwerkstatt. Endlich war er da: der Tag, an dem meine erste Prothese angefertigt werden sollte. Ich freute mich wie ein kleines Kind vor Weihnachten. Die Tatsache, dass einem hier auch jemand mit nur einem Arm oder Bein entgegenkam, sorgte bei mir mit der Zeit dafür, dass ich mich normaler fühlte. Denn hier schaute mich niemand komisch an, und der Anblick wurde immer gewöhnlicher. Irgendwann fühlt sich das Betreten dieser Werkstatt wie bei einem ganz normalen Laden an, wie bei einem Schuhladen, in dem die Verkäuferin einem ein Paar Schuhe raussucht.

Der Gipsabdruck wurde morgens gemacht, weil dann der Umfang des kleinen Beins am größten ist. Damit später nichts drückt, wird es so angepasst. Ich musste mich auf einen Stuhl setzen und den Liner anziehen, der außen mit einer Folie umwickelt wurde. So wurde dann der Abdruck von meinem leicht angewinkelten Bein inklusive Liner genommen, und dank der Folie konnte der Gips leicht wieder vom Bein gelöst werden, aus dem nun mein Schaft gegossen werden sollte. Aber zuerst war wieder Geduld angesagt: Es würde zwei Tage dauern, bis alles fertig war und ich das erste Mal meine Prothese an- und ausprobieren konnte. Aber gut, inzwischen war ich ja fast schon so geduldig wie ein buddhistischer Mönch ... Außerdem verkürzte Nadja mir die Wartezeit, indem sie mir die Gehschule schmackhaft machte. Ich kam mir vor wie auf einer Zeitreise zurück in den Sportunterricht in der Schule. In der Mitte des Raumes standen zwei Barren, an denen man sich links und rechts festhalten konnte. Zwei ältere Männer übten dort gerade Laufen. Ich erschrak, als ich ihre unverkleideten Prothesen sah, also ein Titanrohr ganz ohne Ummantelung. »Wird meine Prothese auch so ein Titanrohr sein?«, fragte ich Nadja leise und mit mulmigem Gefühl. Sie erklärte mir, dass die Prothesen anfangs immer unverkleidet seien, damit der Orthopädietechniker problemlos Veränderungen vornehmen könne. Ich war beunruhigt. Wie würde das aussehen – ich mit so einem Titanrohr vor dem Spiegel? Würde ich mit so viel drastischer Klarheit umgehen können? Damit, dass man mir mein Schicksal auf den allerersten Blick ansehen konnte? Ich mich und meinen mageren, zarten Körper nicht hinter einer Prothese, die dank Verkleidung wie ein echtes Bein aussieht, verstecken konnte?

Zwei Tage später traf ich mich in der Gehschule mit Nadja und Dieter. Endlich durfte ich meine erste Prothese anprobieren! Das war aufregend, schön und beängstigend zugleich. Einer der wichtigsten Teile einer Prothese ist der Schaft aus dem gegossenen Gips. Im Grunde ist er eine Art Behälter, in dem das kleine Bein, also der Stumpf, steckt. Vielleicht kann man es auch mit einer Art Kokon vergleichen, der das kleine Bein mit der Prothese verbindet. Der Schaft muss unbedingt wie angegossen passen, sonst führt die Prothese zu bösen Druckstellen und schlimmen Schmerzen. Ich saß also da wie Cinderella, während Orthopädietechniker Dieter mir wie ein königlicher Hofdiener anstelle des obligatorischen Schuhs meinen Carbonschaft anzog. Er stellte allerdings eine etwas andere Frage als der Prinz im Märchen: Drückt er oder drückt er nicht? Den Liner hatte ich schon im Rollstuhl sitzend angezogen und versuchte mich jetzt an der Prothese. Ich bin mir sicher, Cinderella hätte in dem

Moment nicht nervöser sein können als ich. Würde es gleich heißen »Ruckedigu, ruckedigu, Blut ist im Schuh« – oder passte die Prothese?

Dieter erklärte mir, ich solle die bis auf die Hälfte des Schaftes runtergerollte Kniekappe über das leicht gebeugte Knie wieder hochrollen. Somit ist die Kniekappe unmittelbar mit dem Schaft und der Haut am Oberschenkel verbunden. Es entsteht ein Vakuum und das hält die Prothese am kleinen Bein fest. Neben mir waren Nadja und Dieter auf beiden Seiten, während ich am Anfang der Barren stand. Jawohl, stand!

Nadja sieht mich an. »Langsam, Christina, langsam! Denk an deinen Kreislauf.« Aber das ist das Allerletzte, an das ich gerade denke. Ich will einfach endlich auf meinen Beinen stehen! Wie ist mir völlig egal. So ein unbeschreibliches Gefühl, schon nur aus dem Rollstuhl aufzustehen – ein Gefühl von Eigenständigkeit und Freiheit. Wie ich dieses Gefühl vermisst habe! Ich greife mit beiden Händen nach den Barren und stehe einfach nur da. »Wie fühlt sich der Schaft an?«, fragt Dieter. »Tut dir irgendwas weh, drückt was?« Ich fühle in mich hinein und antworte geradeheraus: »Nein, alles gut, er passt wie angegossen.«

Dass auch das einem Wunder gleicht, erfahre ich erst später. Normalerweise muss so ein Schaft oft angepasst werden, bis er wirklich sitzt. Erst im Nachhinein verstand ich, welche unglaublich große Kunst es ist, einen perfekt passenden Schaft zu bauen – und welches riesige Glück ich gehabt hatte, meine von einem Orthopädietechniker wie Dieter gebaut zu bekommen. Nicht umsonst nannten sie Dieter in der Werkstatt den »Prothesengott«. Dem konnte ich nur zustimmen.

»Es fühlt sich ... komisch an ... So anders ... aber es drückt nichts.« Ich spüre keinen Druck mehr unten an der Fußsohle, sondern jetzt viel weiter oben am Ende vom kleinen Bein im

Schaft. »Na, dann versuchen wir jetzt gemeinsam, mal ein paar Schritte zu gehen. Ganz langsam … Wir haben alle Zeit der Welt«, ermuntert mich Dieter. Alle Zeit der Welt? Ich muss fast lachen. Meine Hummeln feiern gerade ein Feuerwerk der Gefühle. Wir haben keine Zeit mehr! Meine letzten richtigen Schritte sind elf Wochen her! Trotzdem setze ich langsam einen Fuß vor den anderen und muss dabei kontinuierlich Richtung Boden und Prothese schauen. Noch traue ich ihr nicht über den Weg. Langsam, aber sicher hangel ich mich mit Unterstützung der Hände der anderen beiden an den Barren entlang. Ich kann es kaum glauben: Ich laufe! »Sehr schön, Christina! Und jetzt schau dabei nach vorne.« Erstaunlicherweise macht mein Kreislauf diesen ersten Gang gut mit. Was allerdings vielleicht kein Wunder ist bei all den Glückshormonen, die mein Herz automatisch höherschlagen lassen. Auch die Durchblutung der Beine spielt mit. Die Millionen von Ameisen, die mir auf dem Grashüpfer 1000 Nadelstiche verpasst hatten, feiern entweder mit den Hummeln eine große Eröffnungsparty oder sind im Urlaub. Auf jeden Fall lassen sie mich in Ruhe meine ersten Schritte mit meinem nicht mehr so kleinen Bein gehen.

Ich lief dreimal hin und zurück, dann musste ich die Prothese und den Liner wieder ausziehen. Dieter wollte die Druckverteilung am kleinen Bein anhand der Durchblutungsstellen anschauen. Er war im Großen und Ganzen zufrieden. Was ihm nicht so gefiel, war ein Knochenvorsprung am Schienbeinknochen am unteren Ende vom kleinen Bein, der durch die Belastung im Schaft erstmals zum Vorschein gekommen war. Plötzlich sah Dieter beunruhigt aus: »Das müssen wir die nächste Zeit gut im Auge behalten und beobachten, wie sich das entwickelt!« Nach meinem ersten Gang in der Gehschule, gab ich Dieter die Prothese zurück. Das fiel mir wahrlich nicht leicht: Mein Körper war so voller Endorphine, ich wäre am liebsten einfach weitergelaufen …

Drei Monate später fühle ich mich mit Lena in der Kletterhalle ganz ähnlich, als ich das erste Mal langsam die Wand erklimme. Anfangs traue ich der Prothese noch nicht, muss aber feststellen, dass sie wirklich alles mitmacht. Ich bin vorsichtig und prüfe bei jedem Tritt, ob mein Fuß auch wirklich steht. Aber das gibt sich schnell, und nach kurzer Zeit fühle ich mich richtig gut. Es ist unglaublich! Noch ein paar Monate zuvor habe ich nicht mal daran geglaubt, jemals wieder laufen zu können, und jetzt klettere ich eine Wand hoch! Ich spüre, dass ich meiner Prothese vertrauen kann. Dass sie mich zurück in mein neues, altes Leben tragen wird. Das ist wie Balsam für mein Selbstwertgefühl, und Stolz über mich und meine Leistung durchströmt mich. »Siehst du«, sagt da Lena zu mir. »Ich wusste, dass du es schaffst!« Was für ein Geschenk doch diese wertvollen Menschen an meiner Seite sind, die an mich glauben und die die inneren Zweifler dahin schicken, wo der Pfeffer wächst!

Tags darauf fuhr ich mit dem Rolli zu Dieter in die Werkstatt und holte meine Prothese für die nächste Runde in der Gehschule ab. Lächelnd drückte er mir eine verkleidete Prothese in die Hand. »Aber … aber … Die ist ja verkleidet?« Fast schon enttäuscht sah ich Dieter an. »Für dich mach ich das doch gerne«, strahlte er mich an und hielt meine Frage für pure Freude. Er dachte, er hätte mir einen Gefallen getan, da ich als junge Frau doch sicher lieber eine verkleidete Prothese wollte. Ich wusste nicht, wie ich darauf reagieren sollte, denn ich hatte mich damit abgefunden, auf einem Titanrohr das Laufen wieder zu erlernen. Also bedankte ich mich und nahm sie mit in die Gehschule. Dort übte ich die nächsten drei Tage wieder fleißig zwischen den beiden Barren. Es kamen immer wieder andere Physiotherapeuten, um mir dabei zuzusehen. Nadja hatte ihnen von meinen schnellen Fortschritten erzählt, und sie konnten das irgendwie nicht so richtig glauben, ohne es nicht mit eigenen Augen gesehen zu haben.

Um mich herum übten andere Amputierte – alle mit unverkleideten Prothesen. Ich kam mir wie eine Außenseiterin vor. Zudem gefiel mir die Verkleidung auch nicht. Ich wollte stattdessen zu meiner Prothese stehen und mich nicht hinter einem Stück Schaumstoff verstecken. Ich war so stolz auf meine ersten Schritte, und diese Prothese ermöglichte sie mir. Ohne sie würde ich nach wie vor im Rollstuhl sitzen, also spürte ich gegenüber diesem Titanrohr eine große Dankbarkeit. Es hatte es nicht verdient, versteckt oder verleugnet zu werden. Und dieses Gefühl überwog die Angst, mit einer unverkleideten Prothese herumzulaufen. Also fuhr ich wieder zu Dieter nach unten. »Ich bin dir wirklich dankbar, dass du meine Prothese verkleidet hast, aber kannst du das bitte abmachen?« Ohne Widerrede und mit einem breiten Lächeln im Gesicht nahm er sie entgegen.

Am nächsten Tag übte ich mit – unverkleideter – Prothese das Laufen mit Krücken, um alle Wege im Krankenhaus so bald wie möglich ohne den Rolli zurücklegen zu können. Jedes kleine Stück Mobilität bedeutete mehr Freiheit und Unabhängigkeit für mich, also ran an die Krücken! Zu dieser neuen Freiheit gehörte auch mein erster Besuch im Biergarten dieses Jahr mit Thomas und Anna – und ohne Rolli. Je häufiger und länger ich übte, desto größer wurden allerdings auch die Probleme mit dem kleinen Bein. Ich konnte noch so viel Physio machen, mein Knie ließ sich schlicht nicht mehr als mit 30 Grad beugen – also wirklich wenig. Damit konnte ich zwar kleine Schritte machen, aber keine Treppen steigen oder gar in die Hocke gehen. Wenn ich mich hinsetzte, konnte ich das Bein nur gerade unter dem Tisch ausstrecken, statt es aufzustellen. Die Ärzte wiesen mich darauf hin, dass das gerade zwar nicht problematisch sei, aber dann schwierig werden würde, wenn ich U-Bahn fahren oder einfach in einem Restaurant von einem Stuhl aufstehen wollen würde. Da konnte ich noch so eine tolle Prothese haben und fit sein – wenn ich das Knie nicht richtig beugen konnte, brachte mir all das Hightech trotzdem nichts. Der Grund dafür waren die Vernarbungen und Verklebungen des inneren Gewebes. Trotzdem war ich einfach dankbar, überhaupt noch ein Knie zu haben und es schmerzfrei bewegen zu können. Nur dieser Knochenvorsprung am Schienbein bereitete mir zusätzliche Sorgen, denn Dieter war sich ziemlich sicher, dass das zu einer Druckstelle im Prothesenschaft führen würde. Das Problem dabei: Hat man einmal so eine Stelle, dann kann man erst wieder in die Prothese steigen, wenn sie abgeheilt ist – ähnlich wie bei fiesen Blasen und Wanderschuhen. Diese Druckstellen können sich stark entzünden, wenn es richtig blöd läuft. Eine Aussicht, die meine Euphorie ein wenig dämpfte.

Die nächste Operation stand an: die fünfzehnte. Die Ärzte wollten das Narbengewebe in der Hoffnung entfernen, dass ich danach mein Knie um 90 Grad würde bewegen können. Im gleichen »Aufwasch« wollten sie zudem den Knochenvorsprung entfernen. Oder wie sie es nannten: »den Knochen feilen und abschleifen«. Äh, danke auch. So genau hatte ich es gar nicht wissen wollen. Die OP verlief gut, auch wenn sie viel Narbengewebe entfernen mussten. Ich bekam zwei Schmerzkatheter gelegt, und für die war ich äußerst dankbar, denn aufgrund des Eingriffs war das Knie stark angeschwollen. Keine Chance, so in meinen Prothesenschaft zu kommen. Aber auch unabhängig davon hätte ich nicht mit meinen Gehversuchen weitermachen können, da auf das Knie kein Druck ausgeübt werden durfte. Meine neue Prothese war also erst einmal arbeitslos – und ich lag wieder im Bett, während der Rollstuhl daneben stand. Das drückte ganz schön auf mein Gemüt. Es war doch gerade erst losgegangen mit dem Wieder-auf-die-Beine-Kommen – und schon wurde erneut der Stecker gezogen.

Ich fühle mich ziemlich niedergeschlagen, als mein Blick auf meine Prothese fällt. In Gedanken versunken sehe ich erst sie, dann die Herzchennarbe auf meinem kleinen Bein an. Ab jetzt will ich mich nur noch auf das Gute konzentrieren. Das Gesetz der Anziehung besagt, dass genau das in dein Leben treten wird, auf das du deine Energie lenkst. Strahlst du positive Schwingungen aus, kommen positive Sachen in dein Leben. Ich bin dankbar dafür, dass ich mein linkes Knie überhaupt noch habe. Das gibt mir die Chance, mit meiner Prothese nicht nur laufen, sondern vielleicht auch wieder Sport machen zu können. Die letzte OP lief wirklich gut. Es ist also an der Zeit, Mr. Schicksal mal Danke zu sagen. Ich will in vier Wochen zum Zürifäscht auf Krücken laufen können. Bisher habe ich mich mit meinem eigenen Druck selbst blockiert, auch weil ich davon ausgegangen bin, dass ich eine Druckstelle bekommen würde. Aber jetzt ist es an der Zeit, wieder positiv zu denken.

Nicht allein mit meinem Schicksal

Eines Tages klingelte mein Telefon, und ein guter Freund war dran. Er erzählte mir von einer jungen Frau, die am Bahnhof auf die Gleise gestürzt war. Der Zugführer hatte nicht rechtzeitig bremsen können, und so verlor sie beide Beine. Jetzt war sie anscheinend auch in Murnau, wo die Ärzte versuchen wollten, ihre Beine wieder anzunähen. »Hast du davon gehört, kennst du sie?«, fragte er mich. In einer Unfallklinik hört man naturgegeben die verrücktesten Geschichten, aber das war mir noch nicht zu Ohren gekommen. Viele Menschen saßen hier im Rollstuhl, hatten einen Fixateur, waren eingegipst oder – in seltenen Fällen – amputiert worden. Meistens sind Auto- oder Motorradunfälle daran schuld. Aber auch von Arbeitsunfällen hört man öfter. So erzählte mir ein Mann im Physioraum, er sei beim Arbeiten aus vier Metern Höhe abgestürzt – und hatte »nur« einen offenen Bruch davongetragen. Mr. Schicksal hat für jeden Menschen einen ganz eigenen Plan. Und für mich sah er vor, dass mir am nächsten Tag eine Schwester verkündete, dass ich eine neue Zimmergenossin bekommen würde. Ein junges Mädchen, das einen schweren Unfall am Bahngleis gehabt hatte, bei dem ihm der Zug beide Beine abgetrennt hatte: Andrea. Nachdem sie aus ihrem künstlichen Koma geholt wurde, wurde sie zu mir aufs Zimmer verlegt. Die Ärzte hatten ihre abgetrennten Gliedmaßen nicht wieder annähen können. Andrea war 18 Jahre alt, Abiturientin und jetzt beidseitig unterschenkelamputiert. Sie konnte sich an nichts erinnern, nicht einmal an das, was passiert war, bevor sie ohnmächtig geworden war. Sie war also aus dem

Koma aufgewacht und hatte ihre amputierten Beine gesehen. Ich verspürte großes Mitgefühl für sie. Außerdem sollte uns in wenigen Tagen noch etwas anderes verbinden: die Phantomschmerzen! Der Schmerztiger besuchte uns von nun an beide – so zuverlässig, wie es eben nur dieses Vieh hinkriegt. Und er war brutal. Vor allem nachts biss er wie wild um sich, und selbst das Morphium half nicht mehr. Nachdem ich bereits zwei Tabletten von der Schwester bekommen hatte, konnte ich noch so sehr flehen, ich bekam keine mehr.

Was zur Hölle ist los? Warum wirkt das Morphium nicht mehr? Ist es so weit? Bin ich schon abhängig von dem Zeug? Wie soll ich bloß mein restliches Leben mit diesen Schmerzen klarkommen? Panik und völlige Verzweiflung durchschießen mich. Das ist doch keine Lebensqualität!

Es folgte ein weiteres Gespräch mit den Ärzten, dieses Mal mit dem Schmerzteam. Ich konnte nicht mehr und war völlig fertig, also fragte ich sie, wie Phantomschmerzen überhaupt entstanden. Wie konnte etwas so dermaßen wehtun, das gar nicht mehr da war? Das ergab doch alles keinen Sinn! Damals gab es noch keine sozialen Medien, in denen man nach Rat hätte suchen können, und Google wurde auch erst aufgebaut. Also mussten mir die Ärzte dieses Mysterium selbst erklären: Als Phantomschmerz bezeichnet man eine Schmerzempfindung in amputierten Gliedmaßen oder an einem nicht mehr vorhandenen Körperteil. Dieser Schmerz kann sich bei jedem Menschen anders anfühlen: ein Brennen, Stechen, Reißen, Kribbeln, Quetschen, Zucken oder ein Spannungsgefühl bis hin zu einem Jucken – alles ist möglich. Ja, in der Tat, ein Jucken! Man stelle sich vor, man spürt ein starkes Jucken und kann nicht kratzen! Auslöser dafür können Stress, Kälte, Wetterveränderungen, Narben, Wasserlassen, Stuhlentleerung und Geschlechtsverkehr sein – aber die genaue Ursache ist schlicht noch nicht vollständig erforscht. Früher stellte man die These auf, dass die durchtrennten Nervenenden die Ursache sein könnten. Dass dort, wo der Nerv durchtrennt worden war, knotenartige Verdickungen, sogenannte Neurome, entstanden sein könnten, die sich wiederum entzündet hätten. Diese würden bereits bei einer leichten Reizung starke Schmerzsignale aussenden. In schwierigen Fällen amputierten Chirurgen daher sogar ein zweites Mal – in der Hoffnung, die entzündeten Nervenenden zu entfernen. Das allerdings hatte die Phantomschmerzen nur noch mehr verstärkt. Und so durchtrennten die Chirurgen in einigen Fällen sogar die zum Rückenmark führenden sensorischen Nervenbahnen, und in ganz extremen Fällen entfernten sie selbst den Teil des Thalamus, der die sensorischen Signale aus dem Körper aufnimmt! Eine furchtbare Vorstellung. Reichte es nicht, ein Körperteil zu verlieren?

Seitdem fanden Wissenschaftler aber heraus, dass sich das Gehirn umorganisieren kann, wenn ein sensorischer Input ausfällt, wie eben bei einer Amputation. Ganz vereinfacht physiologisch erklärt, erreicht ein sensorischer Reiz über die angebundenen Nervenbahnen schließlich im Gehirn den sogenannten Gyrus postcentralis. Was nach einer griechischen Spezialität klingt, ist in Wahrheit eine Windung, die im Großhirn hinter der Zentralfurche liegt und Signale sowohl aus den Extremitäten als auch dem übrigen Körper aufnimmt. In den Neurowissenschaften wird der Gyrus postcentralis auch Homunkulus genannt. Er besteht aus verschiedenen Arealen mit bestimmten Zellgruppen, die für die bewusste Wahrnehmung eines Schmerzreizes in einem exakt definierten Hautareal zuständig sind – und zwar *nur* für dieses. Sprich, auf diesem Gyrus befindet sich ein Areal, das beispielsweise nur für den linken Fuß zuständig ist. Daneben liegt das Areal für das linke Bein, daneben das, das für die linke Hand zuständig ist usw. Wenn ein Areal, zum Beispiel aufgrund einer Amputation des linken Unterschenkels, nicht mehr aktiviert wird, beginnt – so eine der aktuellen Thesen der Wissenschaftler – ein regelrechter Kampf zwischen den Arealen auf dem Gyrus postcentralis, denn die umliegenden Areale wollen sich nun das signallose Areal unter den Nagel reißen.

Nicht alle Wissenschaftler stützen diese These. Andere Schmerzforscher behaupten, dass Phantomschmerzen durch peripher-physiologische Veränderungen zustande kämen. Zum Beispiel würde der Stumpf weniger durchblutet, oder es bestehe im Stumpf eine erhöhte Muskelanspannung. Es ist also immer noch unklar, wie nun der eigentliche Schmerz entsteht – es bleibt spannend auf dem Gebiet der Hirnforschung.

Aus praktischer Sicht verleitet uns das Gehirn manchmal aber einfach zu interessanten Automatismen. Nach meiner Amputation kam mich ein Freund besuchen. Er setzte sich auf mein Bett – genau dorthin, wo eigentlich mein linkes Bein liegen würde. Ich schrie auf. »Hey! Das tut weh! Du kannst dich doch nicht einfach auf mein Bein setzen!« Das menschliche Gehirn ist schon ein wenig verrückt. Meines hatte noch nicht gelernt, dass mein linker Unterschenkel nicht mehr da war, und tat so, als wäre alles beim Alten. Als mein Freund sich hinsetzte, hatte es die einzige Info weitergeleitet, die es kannte: Schmerz. Oder besser gesagt: Phantomschmerz.

Jetzt beschlossen die Ärzte, eine weitere Schmerztherapie mit mir zu starten, um den Tiger möglichst wieder zurück in den Käfig zu verfrachten. Alle zuvor ausprobierten Methoden hatten leider nichts gebracht. Bis Michi, ein ziemlich cooler Krankenpfleger mit einer Vorliebe für Tattoos und Motorräder, eine neue Idee ins Rennen warf: Das kleine Bein mit Alufolie einzuwickeln, was einen Faradayschen-Käfig-Effekt haben und die Schmerzen verschwinden lassen soll. Mir war zwar nicht einmal im Ansatz klar, wie das funktionieren sollte, aber was hatte ich schon zu verlieren? Und tatsächlich: Es half! Die Schmerzen, die zuvor wie Blitze in meinem kleinen Bein gewütet hatten, waren schlagartig weg. Die Alufolie war das

Auto, und mein Bein saß sicher und trocken im Schmerzgewitter.

Nach einem Gespräch mit den Ärzten fertigte mir daraufhin der Orthopädietechniker Dieter einen Silberfadenstrumpf an. Diese Methode sollte den gleichen Effekt haben wie die Alufolie. Leider ließ die positive Wirkung jedoch schon nach ein paar Tagen wieder nach, und der Tiger fletschte erneut die Zähne. Wäre ja auch zu schön gewesen ... Aber aufgeben war keine Option!

Mit meiner Physiotherapeutin Nadja begann ich nun also eine Spiegeltherapie. Dafür wurde mir ein länglicher Spiegel zwischen meine Beine gestellt. Das gespiegelte rechte Bein sollte dabei mein Gehirn austricksen und ihm vorgaukeln, dass mein linker Unterschenkel nach wie vor da war. Nach dem Motto: »Liebes Gehirn, entspann dich. Es gibt keinen Grund für einen Kampf auf dem Gyrus postcentralis, denn das linke Bein ist doch noch da. Was willst du denn?« Während ich die ganze Zeit brav mein Spiegelbild mit zwei Beinen betrachtete, bearbeitete Nadja mit verschiedenen Utensilien wie einem Massageball, einer Feder oder rauem Papier meinen rechten Unterschenkel. Das Ziel dabei war, möglichst viele verschiedene Empfindungen und Impulse auszulösen, um auch auf diese Weise das Gehirn auszutricksen. Leider fruchtete auch diese Therapie bei mir nicht. Ich litt immer noch unter starken Phantomschmerzen.

Das Schmerzteam rückte also erneut an, und eine Anästhesistin schlug die sogenannten Calcitonin-Infusionen vor. Dabei bekam man ein Protein zugeführt, das zur Gruppe der Peptidhormone gehört und in der Schilddrüse gebildet wird. Der Grund, warum dieses Hormon in der Schilddrüse gegen Phantomschmerzen helfen kann, ist auch hier nach wie vor unbekannt. Aber Hauptsache, es wirkte! Die Ärzte beschlossen, dass ich diese Infusionen erst einmal drei Tage lang bekommen sollte. Ich sah die Anästhesistin fragend an: »Was sind die Nebenwirkungen?« – »Diese Infusionen werden sehr gut vertragen. Während meiner 25 Jahre als Anästhesistin hatte ich einen einzigen Patienten, der sich wegen Übelkeit übergeben musste. Aber sonst waren die Ergebnisse durchweg positiv.« Das klang gut, und ich sah der Sache positiv entgegen. Davon mal abgesehen war Übergeben keine Option für mich: Ich war immer noch stark abgemagert und kämpfte um jedes Gramm auf den Rippen – da wurde schlicht kein Essen ausgespuckt. Hormontherapie hin, Hormontherapie her. Allerdings wiesen mich die Ärzte darauf hin, dass auch ständige starke Schmerzen eine Gewichtszunahme erschweren könnten – ein Grund mehr, diesen Schmerztiger endlich zur Hölle zu schicken.

Auch meine Zimmergenossin Andrea litt unter starken Phantomschmerzen, und ihr wurde daher gleichzeitig mit mir die Infusion gelegt. Irgendwie war es schön, das Ganze gemeinsam mit jemand anderem durchstehen zu können. Ich vertrieb mir die Zeit, wie so oft, mit meinem pinken Glitzer-Discman, der mir nach wie vor ein fettes Grinsen ins Gesicht zauberte. Während der Infusion selbst ging es mir zunächst ganz gut, doch danach wurde mir übel. »Ist dir auch so schlecht?«, fragte ich Andrea. Sie brachte nur noch ein Nicken zustande. Im Verlauf der nächsten Stunde kam die arme Krankenschwester nicht mehr hinterher, uns neue Nierenschalen zu bringen, denn wir kotzten uns leider beide die Seele aus dem Leib. Schon als Kind habe ich es gehasst, mich übergeben zu müssen. Zum grausigen Akt an sich kam jetzt aber noch die große Angst hinzu, dass ich erneut an Gewicht verlieren würde. Warum wir nun beide derart auf die Infusion reagiert hatten, konnte sich auch die Anästhesistin nicht erklären. Andrea brach die Therapie ab, aber ich beschloss, die nächsten zwei Tage noch durchzuhalten, denn so groß die Angst vor dem Übergeben auch war, die vor dem Schmerztiger war ungleich größer. Als es am zweiten Tag aber erneut so schlecht lief, brach auch ich ab. Jetzt gewann doch die Angst vor weiterem Gewichtsverlust die Oberhand.

In den Tagen darauf ging es mir ziemlich schlecht. Ich dachte viel an Mami, und die Trauer holte mich wieder ein. Seit ich nach Murnau gekommen war, wurde ich psychologisch betreut. In Australien hatte ich mich noch geweigert, weil ich dieses hochexplosive Emotionsfass nicht hatte öffnen wollen. Jetzt aber war mir klar geworden, dass ich mit einer Traumaexpertin über den Unfall reden musste. Denn seit ich in Murnau war, musste ich mich ständig übergeben – auch ohne Infusion –, ohne dass es sich die Ärzte erklären konnten. Ich spürte aber, dass es psychische Ursachen hatte. Mein Körper konnte manche Sachen einfach nicht mehr »drin behalten«. Also traf ich mich regelmäßig mit einer Psychologin. Wir sprachen viel über Mami, über ihren Tod und darüber, wie sehr sie mir fehlte, dass ich sie gerade jetzt bräuchte, dass sie mir als beste Freundin und Ratgeberin fehlte. Auf der Australienreise hatte ich mich von der Trauer ablenken können, jetzt aber kam sie mit voller Wucht zurück. Ständig fragte ich mich, was Mami in meiner Situation tun würde. Was hätte sie als Heilpraktikerin gegen all meine körperlichen und seelischen Wunden unternommen?

Während meiner gesamten Jugend hatte sie mir bei so vielen Themen – sei es die plötzlichen Angststörungen oder Liebeskummer – geholfen, sie hatte immer gewusst, wie sie mir helfen konnte. Wie sollte ich das hier nun alles ohne sie schaffen? Hinzu kam, dass Ronny Geburtstag hatte. Auch er fehlte mir sehr. Seine ruhige, gelassene Art, mit der er so viel Leichtigkeit versprüht hatte. Ich erinnerte mich an so viele Dinge und all die Erlebnisse, die wir zusammen auf unserer Reise erlebt hatten. Ich spürte, dass ich diese Erinnerungen und Emotionen zulassen musste, dass ich – wie damals bei Mami – durch diese Trauer gehen musste, damit ein Heilungsprozess eintreten konnte. Ich konnte und wollte Ronny nicht verdrängen. Ich wollte an ihn denken, um ihn weinen und bei besonders schönen Erinnerungen auch mal lachen. Nur so würde die dunkle Trauerwolke irgendwann verschwinden.

Ein Besuch half mir an Ronnys Geburtstag aber besonders: Valerie war aus Frankfurt angereist. Ich zeigte ihr meine Prothese, die neben meinem Bett auf ihren Einsatz wartete, erzählte ihr stolz von meinen Fortschritten, aber auch vom Schmerztiger und von dem Bild, das ich mir gerade über meinen »neuen« Körper machte. Ich erzählte ihr von der Angst, dass ich nie wieder einen Mann finden würde, der mich so akzeptieren würde, wie ich jetzt war. Und wir sprachen über den Unfall. Im Gegensatz zu mir konnte sich Vali an vieles ganz genau erinnern – und diese Erinnerungen kreisten ständig in ihrem Kopf herum. Mag sein, dass es sie körperlich weniger schwer getroffen hatte als mich, aber dafür litt sie auf psychischer Ebene extrem, weil sie den Unfall mit klarem Verstand erlebt hatte und die Details nicht loswurde.

Als wir so über Ronny sprachen, platzte es plötzlich aus ihr heraus: »Christina, ich muss dir etwas sagen: Ich bin schwanger!« Verblüfft starrte ich sie an. Dieses Kind ist in Australien entstanden – nur zwei Wochen nach unserem Unfall, als Karsten zu ihr geflogen war, um sie nach Hause zu holen. Auch Vali selbst konnte es kaum glauben. Sie stand kurz vor einer großen beruflichen Veränderung, und es kam einem Wunder gleich, dass sie so kurz nach einer derartig schweren psychischen Belastung schwanger geworden war. Dieses Kind wollte einfach kommen. Nachdem also auch Vali dem Tod so knapp von der Schippe gesprungen war, begann jetzt ihr »neues« Leben: Neun Monate nach dem Unfall brachte sie ein gesundes Kind zur Welt und schenkte uns damit Hoffnung und Freude. Gibt es ein schöneres Beispiel für das Bild vom Kreislauf des Lebens? Mein ganzes Leben hatte ich Schicksal als etwas Negatives betrachtet – vor allem nach dem Unfall. Jetzt wurde mir an einem wunderbaren Beispiel gezeigt, dass Schicksal auch etwas Wunderschönes sein konnte und dass man aufhören sollte, ständig mit Mr. Schicksal zu hadern. Aus jeder noch so grausamen Situation kann etwas Gutes entstehen.

Mr. Schicksal nimmt nicht nur, sondern er gibt auch. Seitdem versuche ich nach einschneidenden Erlebnissen auch das Gute darin zu erkennen. Damit sich das Leben, mein Leben, weiterentwickeln kann.

Gewohntes neu erleben

Endlich war er da: der Tag, an dem mir die OP-Klammern gezogen wurden. Ich war voller Vorfreude und auch ziemlich fit, da der Schmerztiger mich hatte ganz gut schlafen lassen. Ich wollte auch einfach wieder zurück in die Prothese und auf zwei Beinen stehen. Genau das erlaubten mir die Ärzte bereits einen Tag später wieder. Zudem schrie eine weitere Nachricht danach, die Konfettikanone anzuwerfen: Ich sollte am kommenden Wochenende für zwei Tage nach Hause dürfen! Einzige Voraussetzung: Das Ganze mit der Prothese musste gut laufen – im wahrsten Sinne des Wortes. Ich muss wohl nicht in Worte fassen, wie groß meine Motivation war … Und so konnte mich Thomas ein paar Tage später wie versprochen abholen. Den Rollstuhl ließen wir in der Klinik, die Krücken mussten reichen. Ich war seit acht Monaten nicht mehr zu Hause gewesen und konnte es nicht mehr erwarten. »Herzlich willkommen daheim!« – unzählige Freunde waren da, um mich in Empfang zu nehmen. Wir schmissen den Grill an und hatten einen wunderbaren Abend. Das erste Mal seit dem Unfall konnte ich alles vergessen und mich wie in einem herrlich »normalen« Leben fühlen. Am nächsten Tag ging ich mit Anna einkaufen, denn ich brauchte dringend neue Klamotten, die meinem nun so dünnen Körper passten. Es ist schwer zu glauben, wie aufregend etwas Banales wie Shoppen sein kann. Zumal hier auf mich die nächste Challenge wartete: Im Shoppingcenter stand ich vor einer Rolltreppe. Es war zu Hause schon eine Herausforderung, über die Treppe in den ersten Stock zu kommen, aber die bewegte sich wenigstens nicht. Ich starrte die Rolltreppe an, mein Herz klopfte, und meine Hände wurden feucht.

Jetzt! Nein ... doch nicht, lieber noch eine abwarten. Jetzt ... nein, was ist schließlich, wenn ich das Gleichgewicht verliere? Jetzt ... Oh, schon wieder weg. Seit wann bewegen sich diese Rolltreppen so dermaßen schnell?! Anna steht mit einer Engelsgeduld neben mir, denn sie spürt meine Aufregung. Plötzlich nimmt sie mir meine Krücken ab und mich an die Hand. »Wenn ich gleich ›Jetzt‹ sage, machst du einfach einen Schritt nach vorne. Es kann dir nichts passieren. Ich bin bei dir!« – »Ok ... Dann mal Augen zu und durch.« – »JETZT!« Ich mache einen Schritt und stehe das erste Mal mit meiner Prothese auf einer Rolltreppe. Ein so kleiner Schritt war für mich in diesem Moment riesengroß – ich kann nachvollziehen, wie sich Neil Armstrong gefühlt haben muss. Ein kleiner Schritt auf die Rolltreppe, aber ein großer zurück in das alltägliche Leben.

Wir haben auf den Wegen durch das Shoppingcenter viele Pausen eingelegt. Annas Geduld zahlte sich aus: Wir waren erfolgreich und ich neu eingekleidet. Eins jedoch stellte Annas Geduld auf eine harte Probe: die Blicke der Menschen. Sie glotzten mich regelrecht an, obwohl ich eine lange Hose trug. Mir selbst fiel das damals noch nicht auf, denn ich war viel zu sehr damit beschäftigt, mich auf meine vorsichtigen Schritte und die Krücken zu konzentrieren.

Bevor es zurück in die Klinik ging, machten wir noch einen Ausflug zu meinem liebsten Badeweiher. Es war ein wunderbarer und heißer Sommertag. Thomas wartete bereits an einem ruhigen Plätzchen auf Anna und mich. An unseren Stammplatz wollte ich nicht, da waren zu viele Leute, und dort hätte selbst ich es gemerkt, wenn ich angestarrt wurde – darauf hatte ich schlicht keine Lust. Mein Bruder blies einen riesigen Schwimmreifen auf, ich schlüpfte aus der Prothese und ließ mich einfach nur im Wasser treiben. In diesem Moment war ich der glücklichste Mensch auf Erden: im kühlen Wasser, die Sonne auf der Haut, das Gelächter der anderen Badenden, den Geruch von

Sonnencreme in der Nase. Ich sagte den anderen, sie sollten mich bitte erst wieder an Land holen, wenn mir Schwimmhäute gewachsen wären. Bis dahin: einfach nur treiben lassen und genießen … Ich empfand nichts als Dankbarkeit. Dankbarkeit dafür, mit Thomas und Anna hier einen schönen Tag verbringen zu dürfen. Dafür, dass die beiden immer für mich da waren. Dankbarkeit für all die scheinbar so banalen Sachen, die für mich auf einmal so eine große Bedeutung hatten.

Ein paar Tage zuvor hatte ich das erste Mal duschen dürfen – nach zweieinhalb Monaten! Bis dahin war mir immer eine Waschschüssel ans Bett gereicht worden, aber jede Faser in mir schrie nach einer Dusche. Nach dem Gefühl, endlich wieder richtig sauber zu sein. Als mir der Arzt das Go für die Dusche gab, weil keine Infektionsgefahr mehr bestand, ahnte der gute Mann gar nicht, was er mir für eine Freude machte. Ich ließ mich sofort von einer Schwester in einen speziellen Duschraum schieben. Sie zeigte mir den Knopf, den ich drücken sollte, sobald ich fertig war, denn sie würde so lange vor der Tür warten. »Wenn du wirklich eine Stunde lang auf dem Gang stehen und dir meinen Gesang anhören möchtest, gerne. Aber vorher komme ich sicher nicht raus!« Nach der ausgiebigen Dusche fühlte ich mich so gut und sauber wie seit Langem nicht. Ob Duschen oder Schwimmen – für all die vermeintlich normalen Dinge war ich unendlich dankbar. Und nach dem wunderbaren Tag am See fiel es mir extrem schwer, wieder nach Murnau zu müssen. Ich konnte verstehen, warum die Ärzte solche Heimfahrten nicht gerne sahen, zog die Rückkehr danach doch die Patient*innen zu sehr nach unten. Aber für mich war es wichtig, um zu Hause neue Kraft zu tanken.

In der Klinik wartete eine Neuigkeit auf mich: Meine Prothese würde ein neues Fußgelenk bekommen. Bislang hatte sie ein eher steifes Gelenk gehabt, damit ich das Gehen wieder erlernte. Mittlerweile lief ich aber schon so sicher, dass ich ein bewegliches bekommen konnte. Der Vorteil: Damit würde ich den Fuß beim Gehen viel besser abrollen können und wiederum mein Gangbild verbessern. Hand aufs Herz: Bislang war mein Gang leider grauenhaft gewesen. Dank der letzten OP hatte ich mein Knie am kleinen Bein zwar immer mehr beugen können, aber weil mir nach wie vor sämtliche Muskeln fehlten, musste meine Hüfte die daraus resultierende Instabilität ausgleichen. Ein alles andere als graziöser Anblick. Mit dem neuen Fußgelenk konnte es nur besser werden. Und bei mir lief schließlich ein Countdown: nur noch drei Wochen bis zum Zürifäscht!

Ich wurde also nach vier Monaten aus der Klinik entlassen, und so sehr ich mich auch darüber freute, fiel mir der Abschied nicht leicht. All die Schwestern, Pfleger und vor allem meine Physiotherapeutin Nadja waren mir mit der Zeit ans Herz gewachsen. Sie waren es schließlich, die mir geholfen hatten, wieder auf die Beine zu kommen. Mehr noch: Sie hatten mir geholfen, in dieser schweren Zeit wieder ins Leben zurückzufinden. Wir vergessen so oft, wie wichtig die Arbeit dieser Menschen ist. Klar, gute Ärzte sind wichtig, aber ebenso wichtig sind die Menschen, die im Hintergrund die Tränen trocknen, die Nierenschalen bringen, die Hand der ängstlichen Patient*innen halten, mit einem feuchten Tuch die Stirn kühlen oder einen einfach mal zum Lachen bringen. Die so viel Schweiß und Herzblut in ihre alles andere als einfache Arbeit stecken – und dennoch schlecht bezahlt werden. Wie wichtig wäre es, endlich mal diese Berufe zu feiern, ihnen den Respekt und die Bezahlung zukommen zu lassen, die sie verdienen? Ich wäre definitiv ohne den tollen Support der Schwestern und Pfleger nicht so schnell wieder auf die Beine gekommen!

Andrea und ich umarmten uns lange zum Abschied. Sie musste noch eine Weile in der Reha bleiben, weil sie noch am Anfang stand. Ich habe sie aber hin und wieder besucht, wenn ich in die Othopädiewerkstatt musste. Der Gedanke war schon komisch, nach so langer Zeit zusammen im Zimmer wieder alleine schlafen zu müssen. Aber ich freute mich auf mein eigenes Bett und ein wenig Privatsphäre.

Natürlich sollte es als Nächstes mit der Reha weitergehen, denn bis zum »normalen« Laufen war es noch ein weiter Weg. Daher meldete ich mich für eine Reha in Bad Heilbrunn an. Vor allem mein linkes Knie konnte noch einiges an Physiotherapie vertragen – bislang konnte ich es nur um 60 Grad beugen. Bis Oktober mussten es aber 90 Grad werden, sonst müsste ich in Murnau erneut unters Messer. Der Gedanke gruselte mich: wieder eine Vollnarkose? Wieder für längere Zeit ins Krankenhaus? Wieder warten, bis alles verheilt war, um mit der Prothese laufen zu können? Nein, das kam nicht infrage! Ich war also äußerst motiviert für die Mission »Knie beugen«. Aber apropos Motivation: Zunächst einmal stand ein Tag vor der Tür, auf den ich wochenlang hart hingearbeitet hatte …

5

Willkommen im neuen alten Leben!

Das Zürifäscht und ein Sprung ins kalte Wasser

> Wir müssen das Leben, das wir geplant haben, loslassen,
> damit wir das Leben annehmen können,
> das auf uns wartet.
>
> Joseph Campbell

Endlich war er gekommen, der Tag der Tage. Mein bester Freund Jock, mit dem ich meine Ausbildung gemacht hatte, holte mich in München ab, um mit mir zusammen mit dem Auto nach Zürich zu fahren. Wir beschlossen, den Rollstuhl mitzunehmen – was sich als gute Entscheidung herausstellen sollte. Mein gesamter Freundeskreis wartete in Zürich auf mich. Der rote Teppich bei den Oscars war ein Klacks gegen diesen rücksichts- und liebevollen Empfang. Abwechselnd wollten sie alle mal den Rollstuhl schieben, während die anderen dann jeweils ihr Bestes gaben, um die Menschenmenge in der Altstadt zu teilen, damit wir durchkamen. Ich hatte noch versucht, auf Kopfsteinpflaster zu laufen, aber das ließ ich schnell wieder bleiben: Die Stolpergefahr war einfach zu hoch. Außerdem war es verdammt anstrengend, mit Prothese auf Kopfsteinpflaster zu laufen. In der Zürcher Altstadt trafen wir dann André, der dort in einer coolen Bar arbeitete, und den Rest des ganzen Zürichteams. Zusammen zogen wir weiter in den Rosengarten, wo elektronische Musik lief, die immer mehr in Goabeats überging. Plötzlich wurde es zwischen uns ganz still. Der Kreis des Vertrauens war wieder zusammen – aber eine Person fehlte. Die

Musik erinnerte uns an Ronny, und wir dachten, wie schön es wäre, wenn er jetzt hier mit uns feiern könnte. Ich stand aus dem Rollstuhl auf und erzählte den anderen von ihm: wie glücklich er in den letzten Tagen vor dem Unfall war, wie sehr sich etwas in ihm in Australien verändert hatte, wie er seinen inneren Frieden gefunden hatte. Uns allen liefen die Tränen. Wir legten eine Schweigeminute ein und dachten nicht nur an ihn, sondern auch an seine Eltern, die schließlich ihr einziges Kind verloren hatten.

Am nächsten Tag gingen wir zum Zürihorn, um uns von dort das Feuerwerk anzuschauen. Wie schon letztes Silvester stand Philipp neben mir, und der Gedanke machte mich plötzlich traurig. Beim letzten Feuerwerk hatte ich noch auf zwei gesunden Beinen gestanden, hatte mir nach dem traurigen Jahr, nach Mamis Tod, ein besonders glückliches neues Jahr gewünscht. Jetzt saß ich im Rollstuhl und sah zu, wie die Menschen um mich herum unbeschwert zur Musik tanzten. Ich fragte mich, ob ich jemals auch wieder so glücklich, so unbeschwert sein würde.

Genau fünf Jahre später stehe ich wieder mit Philipp am Zürihorn. Er hält meine Badeprothese in den Händen und wartet darauf, dass ich von der gegenüberliegenden Seeseite mit Hunderten anderen Menschen zu ihm geschwommen komme. Noch kurz zuvor war er mit mir auf eben jener Seite gewesen, wo ich mich auf einem Steg startklar machte. Das war eine besondere Stelle, weil hier Menschen, die Hilfsmittel benötigen, leichter ins Wasser kommen. Ich schwimme von Anfang an ohne Badeprothese. Ich bin dankbar dafür, sie zu haben, und trage sie meist im Schwimmbad, um zum Beispiel vom Becken in die Dusche zu gehen, aber zum Schwimmen nutze ich sie nicht – einfach weil sie sich wie ein Fremdkörper anfühlt. Ohne sie fühle ich mich im Wasser leicht und unbeschwert. Aus den Lautsprechern im Hintergrund tönt laute Musik. Die Zürichseeüberquerung ist jedes Jahr ein riesiges Event, an dem Tausende Menschen teilnehmen.

Es dürfen allerdings immer »nur« 400 Teilnehmer gleichzeitig starten. Irgendwo mitten in diesem Vierhunderterblock stehen meine Cousine und ihr Mann. Sonja war es, die mich vor ein paar Monaten gefragt hatte, ob ich nicht gemeinsam mit ihnen an der Überquerung teilnehmen wolle. Ich hatte keine Sekunde gezögert. Wie auch jetzt: Mein Herz in meiner Brust tobt vor Aufregung, und der Startschuss fällt. Ich kraule los. Sekunden später vergesse ich die Welt um mich herum, das rhythmische Atmen versetzt mich in eine Art Meditation. Nirgendwo fühle ich mich seit meiner Amputation so frei wie im Wasser. Und die Ärzte haben mir Schwimmen empfohlen, weil es so gelenkschonend ist. Wasser ist mein Element. Ich schwimme und schwimme – in meinem eigenen Tempo. Dies ist nicht die Olympiade, es geht hier nur um die reine Freude an der Sache, nicht ums Gewinnen.

Als ich anfing zu trainieren, fragten mich viele Freunde, ob ich nicht an den Paralympischen Spielen teilnehmen wollte. Aber nur weil man körperlich anders war, hieß das noch lange nicht, dass man automatisch an den Paralympischen Spielen teilnehmen konnte. Dort herrschen schließlich ebenso strenge Qualifizierungsregeln wie bei den Olympischen Spielen. Ich antwortete auf solche Fragen also dann gerne: »Okay, ich bewerbe mich bei den Paralympics und du dich bei den Olympischen Spielen, okay?« Das ist nichts, was man »einfach mal so« macht. Das ist etwas, was Sportler*innen hauptberuflich machen, etwas äußerst Zeitintensives. Ich bewundere wirklich alle, die daran teilnehmen – seien es die Olympics oder Paralympics. Für mich selbst fühlt sich dieses Messen mit anderen oder generell leistungsorientiertes Denken nicht mehr richtig an. Ich möchte mich – wenn überhaupt – nur an mir selbst messen. Ich möchte selbst Herausforderungen annehmen und lernen, diese zu überwinden. Seit dem Unfall hat sich meine Einstellung diesbezüglich völlig verändert. Auf der Intensivstation, als ich regungslos und mit Schmerzen im Bett lag, fragte ich mich, über was ich mich definiere und was Glück für mich nun bedeuten würde. Ich stellte fest, dass Glück nicht von Leistung abhängt. Dass man es vielmehr in jedem Moment, in den alltäglichsten Dingen finden konnte. Dieses Glück ist am schönsten, wenn man es mit anderen teilen kann. Und genau das tat ich, als ich am Ziel am Zürihorn ankam.

Philipp überreicht mir die Badeprothese und ich stehe wieder auf zwei Beinen. Wir fallen uns in die Arme und halten uns lange fest. Es ist ein sensationelles und unbeschreibliches Glücksgefühl, am anderen Ufer des Zürichsees angekommen zu sein. Ich bin so stolz auf mich! Ich denke an Mami. »Schade, dass Mami nicht mit dabei ist ...«, sage ich unter Tränen. »Ach, Changie, Mami ist doch immer mit dabei. Sie würde jetzt sagen: ›Ich bin ja sooo stolz auf dich!‹« Und wie recht er hatte, wie stolz sie auf mich wäre! Kaum zu glauben, dass ich noch vor fünf Jahren hier im Rollstuhl saß und mir Sorgen darüber gemacht hatte, ob ich jemals wieder Glücksmomente erleben würde. Nur wenige Minuten später kommen Sonja und Dani an. Auch wir umarmen uns und feiern so den restlichen Tag zusammen.

Nach dem Zürifäscht wurde ich zum ersten Mal mit dem Alltag zu Hause konfrontiert. Und dort war ich weitgehend auf mich allein gestellt, denn mein Vater musste arbeiten, und Thomas war tagsüber in der Uni. Schon die zwei Stockwerke unseres Hauses erwiesen sich als großes Hindernis, und ich überlegte mir wirklich immer zweimal, ob ich etwas von oben brauchte oder nicht. Hier gab es keinen Aufzug wie im Krankenhaus oder gar eine Essenslieferung. Aber ich war froh, die Ärmel hochzukrempeln und mich den Herausforderungen zu stellen, schließlich wollte ich mein »normales« Leben zurück. Und auf keinen Fall immer auf die Hilfe anderer angewiesen sein. Schon nur die Vorstellung ließ mich die Zähne zusammenbeißen. Es war mir immer schwergefallen, Hilfe anzunehmen, denn meine Unabhängigkeit war mir heilig. Dass aber »Hilfe annehmen« und Unabhängigkeit zwei Paar Schuhe sind, war mir damals noch nicht klar gewesen. Denn ich stand noch ganz am Anfang des holprigen Wegs zurück ins Leben – ein teilweise wirklich harter Weg.

Ich liege am Boden und will aufstehen, aber ich schaffe es nicht. Mein kaputtes Knie und die mangelnde Kraft geben mir keine Chance hochzukommen. Mein Bruder steht neben mir und sieht mich an. »Schau mich an! Ich bin ein Krüppel!«, schluchze ich. Heiße Tränen laufen mir über die Wangen. »Du hast mir doch damals von Dancing with the Stars *erzählt! Dass ich wieder tanzen kann, wenn ich nur eine Prothese hätte! Jetzt habe ich eine und kann mit meinem kaputten Knie nicht mal vom Boden aufstehen! Wer will mich denn so noch? Wer will noch so einen Krüppel wie mich?!« Ich kann nicht aufhören zu weinen. Seit dem Moment mit Lena am Tennisplatz in Murnau hatte ich keinen derartigen Zusammenbruch mehr erlitten. Thomas packt mich fest an den Oberarmen und zieht mich hoch. Ruhig sieht er mir in die Augen: »Du bist kein Krüppel, hörst du? Du bist kein Krüppel! Und wenn du das nächste Mal am Boden liegst und nicht hochkommst, dann rufst du mich. Du musst nicht immer alles allein schaffen!«*

Neun Jahre später. Ich stehe im weißen Kleid auf der Tanzfläche und halte ein Mikro in der Hand. Neben mir steht der Mann meines Lebens, und um uns herum sind ungefähr 100 Hochzeitsgäste. »Diesen Tanz widme ich einem ganz besonderen Menschen. Einem Menschen, der mir eine der schlimmsten Nachrichten überhaupt überbringen musste. Der immer an meiner Seite stand und auf den ich mich immer verlassen kann. Diesen Tanz widme ich meinem Bruderherz!« Ich schaue meinen Mann an. »Bereit?« – »Bereit!« Aus den Lautsprechern ertönt

Chuck Berry mit »Teenage Wedding«. Nein, wir tanzen keinen Walzer. Wir tanzen einen Jive! Nach zwei Minuten wird mein Mann abgelöst, und ich tanze zuerst mit meinem Bruder weiter, dann mit all meinen Liebsten. Da hatte ich es: mein ganz eigenes Dancing with the Stars. *Nur eben mit den Stars meines Lebens.*

Nach der wunderbaren Auszeit auf dem Zürifäscht ging es für mich in die Reha. Anfangs fragte ich mich ernsthaft, ob ich versehentlich in einer Seniorenresidenz gelandet war, denn mit meinen 26 Jahren lag ich dort gute 40 Jahre unter dem Altersdurchschnitt. Allerdings fühlte ich mich zumindest in Bezug auf meine Mobilität eh nicht wie ein junges Fohlen. Beim Frühstück landete ich an einem Tisch mit älteren Damen, und es dauerte keine Minute, bis mich die erste bestürzt fragte: »Mein Gott, Kind, du bist so dünn. Hast du eine Essstörung? Du musst unbedingt zunehmen!« Die anderen am Tisch fielen gleich mit ein: »Ja, du siehst alles andere als gesund aus. Du musst anfangen zu essen!« Mir stiegen die Tränen in die Augen, und ich versuchte sie mit aller Kraft zu unterdrücken. Ich hatte keine Essstörung, sondern einen schweren Autounfall im australischen Outback gehabt und dort sechs Wochen auf der Intensivstation um mein Leben gekämpft. Heute kämpfe ich immer noch, nur heißt mein Gegner jetzt »Phantomschmerzen«. Außerdem wollte ich nicht ständig an diesen Unfall erinnert werden, der meinem Freund Ronny das Leben gekostet hatte. Ich wollte mich nicht ständig rechtfertigen müssen, weil ich so aussah, wie ich nun mal aussah. In der Unfallklinik war das nie ein Thema gewesen, denn dort rollten viele Menschen im Rollstuhl durch die Flure, und man sah immer mal wieder jemanden, dem ein Körperteil fehlte. Erst jetzt wird mir bewusst, in welcher Bubble ich in Murnau gelebt hatte. Hier in der Rehaklinik war das anders. Hier saß ich mit älteren Damen am Tisch, die wegen Diabetes oder Herz-Kreislauf-Problemen behandelt wurden. Dadurch, dass ich hier lange Hosen trug, konnten sie meine

Prothese nicht sehen. Aber wenn die Reaktionen in der Reha schon so heftig ausfielen, wie würde das dann erst im Alltag werden? Wenn ich mich der Öffentlichkeit stellen musste – ohne dass ich immer Freunde und Familie um mich hatte, wie es bisher der Fall gewesen war? Es wird immer Menschen geben, die einen bewerten und auch verurteilen. Die große Herausforderung ist, sich nicht auf diese Bewertung einzulassen und sich die Urteile von anderen nicht zu Herzen zu nehmen. Was mir dabei geholfen hat, war zu wissen, wenn ich mich auf deren Gedanken einlasse, schwächt es mich und kostet mich Energie. Energie, die weg von mir selbst führt. Es ist eine Entscheidung, ob man Gedanken und Aussagen anderer annimmt oder nicht. Wichtig war und ist für mich, selbst den wahren Grund für mein äußerliches Erscheinungsbild zu kennen. Meinen Körper zu betrachten, der so stark war, diesen Unfall überlebt zu haben, und zu wissen, dass ich ein medizinisches Wunder bin. Diese Erkenntnis schenkte mir ein ganz neues Körpergefühl, und ich konnte meinen Körper lieben und wertschätzen – auch in der Öffentlichkeit. Bewerten einen andere Menschen, hat das nichts mit einem selbst zu tun, es spiegelt meist ihre eigenen Ängste und Unsicherheiten.

Zurück in die Reha. Bevor ich weiter in trüben Gedanken versinken konnte, kam wie aus dem Nichts meine Rettung: Jassi war in meinem Alter und wurde auch an unseren Tisch gesetzt. Und so wurden wir nach nur kurzer Zeit unzertrennlich. Ohne sie hätte ich es dort wohl keine drei Tage ausgehalten. Jassi hatte einen schweren Motorradunfall gehabt und sich dabei mehrere Wirbel gebrochen. Sie war nur haarscharf an einer Querschnittslähmung vorbeigeschrammt und hatte seitdem mehrere versteifte Halswirbel. Wir gaben uns gegenseitig Kraft. Und es tat gut, einen Partner in Crime in der Reha zu haben. Wer braucht da schon einen Kurschatten? Und diese Kraft brauchte ich auch, denn ich hatte beschlossen, jeden Tag zur Therapiestunde zu laufen.

Ich hatte mir bereits vor einigen Wochen geschworen, mich nicht mehr in den Rolli zu setzen, also wollte ich nun mein linkes Knie auf Vordermann bringen und vor allem endlich wieder Muskeln aufbauen. In der Gehschule fühlte ich mich erst einmal ein bisschen wie eine Außerirdische. Ich war nicht nur die einzige Frau, sondern auch die einzige Person unter 65 Jahren. Trotzdem ging ich auf alle zu und fragte, ob sie auch an Phantomschmerzen litten. Die Antwort war leider immer die gleiche: »Phantomschmerzen? Was ist das?« Ich wurde leicht panisch. *Bitte, bitte, lass mich nicht die Einzige sein, die den Rest ihres Lebens mit dem grausamen Schmerztiger kämpfen muss ...* Ich beschloss, aktiv dagegen anzugehen, und probierte während der Reha einige Therapien aus. Das wäre doch gelacht, wenn nicht irgendetwas gegen diese Schmerzen helfen würde! So probierte ich es also mit Hypnose. Obwohl sich der Arzt wahnsinnige Mühe gab und ich eigentlich auch jemand war, die sich gut auf so etwas einlassen konnte, half diese Therapie nicht wirklich. Weiter ging es bei einer Naturheilkundeärztin, die es mit Ohrakupunktur versuchen wollte. Ich war schließlich bereit, alles auszuprobieren, was nur ansatzweise helfen konnte. Vielleicht hätte ich länger dranbleiben sollen, aber auch diese Therapieform zeigte nicht den gewünschten Effekt. Meine Angst, mein restliches Leben mit dem Schmerztiger teilen zu müssen, stieg stetig. Das war außerdem nicht die einzige Sorge, die mich während der Reha beschäftigte ...

Ich stehe im Badezimmer und föhne meine frisch gewaschenen Haare. Ich stutze. Der eben noch weiße Boden ist plötzlich dunkelbraun. Dort liegen meine Haare, die plötzlich büschelweise ausfallen. Oh nein, nicht auch noch meine Haare! Ich erstarre. Es mag befremdlich klingen, dass ich, die innerhalb eines Jahres ihre Mutter und ihr Bein verloren hat, nun Angst um den Verlust ihrer Haare hatte. Aber mein Äußeres war eh schon so gezeichnet. Und jeder, der mich kannte, wusste, dass meine Haare

*mir heilig waren. Ich höre auf, meine Haare zu kämmen – aus
Angst, die Reha auch noch mit Glatze zu verlassen. Bisher hatte
ich beim Friseur immer um jeden Zentimeter gekämpft, denn
keiner durfte zu viel abschneiden. Und ich war diejenige, die
Germany's next Topmodel auf der Stelle verlassen würde, wenn
sie mir an die Haare gewollt hätten. Und nun fallen sie einfach
so zu Boden!*

Was mich an dieser Situation zusätzlich belastete, war die Ungewissheit: Wieder passierte etwas mit mir, mit meinem Körper, was ich nicht steuern konnte. Und von dem ich nicht wusste, wann es aufhören würde. Ich fragte die Ärzte bei der Visite, woher der starke Haarausfall kommen könnte. Sie erklärten mir, das käme von den vielen Medikamenten und der extremen Belastung, der ich seit Monaten ausgesetzt war. Ich atmete tief durch und versuchte mich zu beruhigen. Es waren schließlich Haare, und sie würden wieder nachwachsen. Nachdenklich betrachtete ich mein kleines Bein. Was würde wohl ein Querschnittsgelähmter zu meinen Haarproblemen sagen?

Mit aller Kraft richtete ich meine Gedanken auf das Positive. Auf all die Fortschritte, die ich in den letzten Wochen gemacht hatte. Seit der vierten Klasse führte ich Tagebuch, was mir jetzt zugutekam. Ich schrieb jeden noch so kleinen Fortschritt, den ich nach dem Unfall gemacht hatte, auf. Ganz wichtig: Ich notierte auch meine Gedanken und vor allem die Glücksgefühle, die ich deswegen empfand, denn so konnte ich mir das immer wieder vor Augen führen. So konnte ich mich immer wieder an sie erinnern, wenn ich gerade einen schwachen Moment hatte. Kaum zu glauben, welche Kraft das geschriebene Wort hat. Wie es in schwierigen Momenten zum Rettungsanker werden kann. Mir hat es auf jeden Fall geholfen, aktiv meinen Fokus auf meine Erfolge zu richten und auf das, was mir Kraft gab. Auch wenn sich mein Gehirn vielleicht nicht in Sachen Phantomschmerz mit der Spiegeltherapie hatte austricksen lassen, so funktionierte diese Art von Spiegeltherapie dagegen einwandfrei. Sie verschaffte mir positive Vibes, wann immer ich sie brauchte. Forscher sagen, dass sich beim Positivdenken neue Hirnsynapsen bilden, denn Körper und Geist sind biochemisch miteinander verbunden. Wenn wir bestimmte Gedanken denken, werden Neurotransmitter freigesetzt, die wiederum auf jede Zelle unseres Körpers wirken. Das Gehirn programmiert sich sozusagen neu, und die Folge ist: Man denkt ab sofort noch positiver und fühlt sich erfüllter.

Apropos Erfolgserlebnisse: Dazu zählt während der Reha definitiv die kleine Kletterwand im Physioraum. Als ich sie das erste Mal sah, lief ich schnurstracks darauf zu. Ich strahlte den Therapeuten an: »Wann kann ich sie ausprobieren?« – »Wenn du magst, sofort.« Das ließ ich mir nicht zweimal sagen, denn ich hatte vielleicht ein Bein verloren, nicht aber meinen Gleichgewichtssinn. Jetzt ging es darum, der Prothese zu vertrauen und an meiner Trittsicherheit zu arbeiten. Und das tat ich an der Wand. Zusätzlich übte ich, auf einem Standrad zu fahren. Der Physiotherapeut musste zwar den Radius bei meinem linken Bein verändern, da ich mein Knie noch nicht um 90 Grad beugen konnte, aber ich war mir sicher: Das war nur noch eine Frage der Zeit!

Als nach drei Wochen die Reha vorbei war, fiel mir der Abschied – im Gegensatz zu Adelaide und Murnau – nicht schwer. Aber Jassi drückte ich fest. Nach unseren drei gemeinsamen Wochen war sie mir ans Herz gewachsen, und sie war hier definitiv mein Partner in Crime gewesen. Wir wünschten uns für die Zukunft alles Gute – schließlich wussten wir beide, dass jeweils noch ein langer Weg vor uns lag.

Ich verließ die Reha mit einer 75-Grad-Beugung am Knie, es fehlten also noch 15, um eine weitere OP im Oktober zu vermeiden – und das wollte ich auf jeden Fall. Koste es, was es wolle. Mein Bedarf an Operationen inklusive des ganzen Brimboriums war definitiv gedeckt. Also ging es zu Hause mit einer ambulanten Reha weiter. Hier half mir das Radfahren und machte mich gleichzeitig etwas mobiler. Es musste also ein Fahrrad her! Aber beim Fahrradhändler wurde schnell deutlich, dass ich mit den 75 Grad kein normales Pedal treten konnte. Aber sind Probleme nicht dafür da, um gelöst zu werden? Kurzerhand baute mir der Händler ein Kinderpedal für mein linkes Bein ein: den kleineren Radius konnte ich mit meinem Knie komplett nutzen. Und ich wurde sogar noch mobiler. Um meine Freunde in Zürich besuchen zu können, kaufte ich mir ein Auto. Dafür musste ich zunächst mein altes Auto mit Schaltgetriebe durch eins mit Automatikschaltung ersetzen. Es ist zwar möglich, mit Beinprothese zu kuppeln, aber ich entschied mich für die chilligere Variante. Und somit war ich – wenn ich nicht gerade fleißig Laufen übte – auf zwei bzw. vier Rädern unterwegs. Eine Mobilität, die mir den Weg in mein neues altes Leben ebnete. Ich war voller Tatendrang, denn ich wollte zurück in die Welt.

Ein Prosit auf die Liebe

Das nächste große Event stand vor der Tür: das Oktoberfest – oder die Wiesn, wie wir Münchner sagen. Und bei der Wiesn gibt es nur zwei Optionen: Entweder man liebt sie, oder man hasst sie. Ich gehe, seit ich 16 Jahre alt bin, jedes Jahr auf die Wiesn und gehöre definitiv zur ersten Fraktion. Ich liebe es, mich mit Freunden am Tag der Eröffnung nach einem Weißwurstfrühstück in einen der Biergärten zu setzen. Dort am Tisch zu sitzen und neben mir den Italienern und Australiern zuzuprosten, dabei den Geruch von Hendl und gerösteten Mandeln in der Nase – herrlich! Im Grunde ist ein Ausflug auf die Wiesn wie eine kleine eintägige Weltreise. Nur mit Bier. Und im Dirndl.

Tja, das Dirndl. Damit war es dieses Jahr etwas anders. Noch vor drei Wochen hatte ich mit Anna in einem Trachtengeschäft gestanden, weil wir für sie eines aussuchen wollten. Ich hatte schon eins: ein wunderschönes langes. Im Laden fiel mein Blick aber auf ein kurzes Dirndl, das mir sofort gefiel. »Kurz« heißt im Dirndljargon übrigens, dass es eine Handbreit unter dem Knie endet. Nein, ein kurzes Dirndl kam nicht infrage. Erst vor vier Wochen hatte ich den Orthopädietechniker gebeten, meine Prothese nun doch wieder zu verkleiden. Und ich befand mich nicht mehr in der geschützten Klinikbubble, sondern in freier Wildbahn, wo mich die neugierigen Blicke der Menschen ständig treffen konnten. Und was hätte das zur Folge? Mitleid. Nein, danke!

»Probier es doch mal an«, höre ich Anna sagen. Ich gebe nach und schlüpfe in meine gewohnte Kleidergröße 36. Als die Ver-

käuferin – natürlich eine gestandene Urbayerin – forsch in die Kabine kommt, stemmt sie die Hände in die Hüften. »Na, also na! Wia schaut'n des aus! I bing eana amoi des Dirndl in Größe 32/34!!! A Dirndl muas g'scheid passn!« 32/34? Size zero? Oh mein Gott, ich kann doch kein Size-zero-Dirndl auf der Wiesn tragen! Bevor ich mir weiter Gedanken machen kann, reicht die Verkäuferin mir das Dirndl in die Kabine. Oh, es passt wirklich! Aber ich fühle mich unsicher. Von ordentlich Holz vor der Hüttn keine Spur, das sind jetzt eher Mistelzweige in meinem Dekolleté. Ich kämpfe wieder mit den Tränen. Doch die Verkäuferin stoppt diese, irgendwie ahnt sie vielleicht die Geschichte hinter meiner Dirndlkrise, indem sie mir rät, die 36 zu kaufen und es umnähen zu lassen. Was natürlich auch wieder rückgängig zu machen ginge, wenn ich endlich meinen »alten« Körper zurückhabe. Gekauft!

Als ich allerdings kurz vor unserem Besuch auf der Wiesn in das neue Dirndl schlüpfte, war ich nicht mehr so guter Dinge. Der Rock ging mir gerade so bis zum Schaft. Um wenigstens den unteren Teil der Prothese etwas zu tarnen, zog ich traditionelle weiße Häkelsocken an, die wiederum fast bis zum Dirndlrand gingen. So sah man es doch gar nicht, nur wenn man genau hinschaute – mit dem Gedanken versuchte ich mich zu beruhigen. Auf meiner Agenda für diesen Ausflug stand eine Sache ganz oben: Möglichst wenigen Leuten sollte meine Prothese auffallen. Lena holte mich zu Hause ab, denn wir wollten gemeinsam auf die Wiesn fahren, um uns dort mit einigen ihrer Freunde im Biergarten zu treffen. Eigentlich hatte ich an diesem Tag keine besonders große Lust, aber Lena bestand darauf.

»Hallo, ich bin der Ecki.« Ein Typ mit einem Hut auf dem Kopf streckte mir die Hand hin. Als Erstes fielen mir seine riesigen Hände auf. Die größten, die ich je gesehen hatte. Okay, nach denen von Dr. Fergusson. Nach der ersten Maß ging's dann ins Zelt. Ich wechselte ständig zwischen Sitzen auf der Bank und Stehen auf der Bank. Es war selbst für mich erstaunlich, wie lange ich mit meiner Prothese schon stehen konnte. Irgendwann ließ sich ein ziemlich geknickter Ecki neben mich auf die Bierbank plumpsen. Vor wenigen Minuten hatte er noch mit einem attraktiven Mädel geredet, aber jetzt sah er ziemlich unglücklich aus. »Was ist denn mit dem Mädel vom anderen Tisch? Die sah doch echt nett aus?«, fragte ich ihn. Sie hatte aber ihre Nummer einem anderen gegeben. Zudem hatte sich auch gerade Eckis Freundin von ihm getrennt – der Grund, weshalb er überhaupt auf die Wiesn gegangen war. »Ich werde wohl nie die Richtige finden«, seufzte er. »Ach was, es gibt für jeden Topf den richtigen Deckel«, versuchte ich ihn zu trösten und bestellte uns noch zwei Maß. Wir stießen an. Später liefen wir gemeinsam zur U-Bahn.

Am nächsten Tag klingelte mein Telefon, Ecki war dran. Er erkundigte sich, ob ich gut nach Hause gekommen sei und fragte, ob er mich mal zum Essen einladen dürfe. Ich war ziemlich verwundert über diese Frage, mit der ich nicht gerechnet hatte. Ich zögerte einen Moment, aber bevor der innere Zweifler es mir ausreden konnte, sagte ich schnell zu. Eine Woche später trafen wir uns zu unserem ersten Date. Und das wurde vor allem eines: sehr authentisch. Aus dem Restaurant, in das er mich hatte einladen wollen, wurde sein Wohnzimmer. Weil er zuvor mit zwei Freunden klettern gewesen war und es später wurde als gedacht, hätte er es nicht mehr rechtzeitig ins Restaurant geschafft, also lud er mich zu sich nach Hause ein. »Bei einem ersten Date geht man nicht zu einem Typen nach Hause«, hörte ich Mami flüstern. Aber es war das erste Mal seit sehr langer Zeit, also dachte ich mir: No worries, mate!

Bei ihm vor der Tür fiel mir als Erstes sein uralter, ausgebauter Bus auf: ein 30 Jahre alter Mercedes 207, ein echter Oldiecamper. Wie cool! Aber dafür hatten wir in Neuseeland schicke aufgesprühte Totenköpfe … Ich suchte gerade die richtige Klingel, als ein aggressiv bellender Hund auf mich zugeschossen kam. Direkt hinter ihm lief aber Ecki, der mir zurief: »Das ist mein Hund Arco, der tut nix. Hast du Angst vor Hunden?« Äh, eigentlich hatte ich keine Angst, aber dieses reinrassige Jagdhundmuskelpaket war dann doch beeindruckend.

In der Küche saßen seine zwei Kletterfreunde noch beim Abendessen – und nach Klettern sahen sie auch aus. Ecki trug einen ausgeleierten Baumwollpulli und eine Hose mit einem Riss – quer über den Allerwertesten. Das konnte doch nicht sein Ernst sein?! War das ein Date oder ein gemütliches Sit-in? Fehlten nur noch die Pokerkarten … Aber kurz darauf saßen wir in seinem Wohnzimmer – zu zweit. Ecki war sehr aufmerksam und fragte mich, ob ich einen Hocker für mein Bein bräuchte. Er wusste also Bescheid, und das war also geklärt. »Lieb, dass du fragst«, antwortete ich, »aber ich sag Bescheid, falls ich etwas brauchen sollte.« Ecki sah mich an. »Was ist mit deinem Bein passiert?« Puh, diese Frage war nicht gerade Smalltalk – erst recht nicht auf einem ersten Date. Da ich aber direkte Menschen mochte, die nicht ewig um den heißen Brei herumredeten, erzählte ich es ihm, von dem Unfall und der Amputation. »Krasse Geschichte.« Ecki schluckte. Um auf vermeintlich etwas sichereres Terrain zu kommen, fragte er: »Und was machen deine Eltern so?« Ich erzählte ihm also von Papi und Thomas. »Und was macht deine Mama?«, hakte er nach. Ich schluckte. Oh Mann, ich war von der letzten Frage noch etwas überfahren und jetzt ausgerechnet diese … »Die ist im Himmel, aber davon erzähle ich dir ein anderes Mal.« Ecki reagierte sehr feinfühlig, er spürte wohl, dass ich nicht weiter darüber reden wollte. Nach diesem etwas holprigen Start wurde es jedoch ein wirklich schöner Abend. Ich fühlte mich wohl bei ihm und hatte von Anfang an das Gefühl, dass ich einfach ich selbst sein konnte. Hier war also endlich mal einer, der sich bei einem ersten Date nicht aufblasen musste, der nicht in eine Rolle schlüpfte, um mich zu beeindrucken. Er war einfach er selbst – und das beeindruckte mich am meisten. Zum Schluss zeigte er mir noch seine Wohnung. Mein Blick fiel auf sein Bett, ein Hochbett ohne Leiter oder etwas Ähnlichem. »Sollte ich je bei ihm übernachten, wie soll ich da bloß raufkommen?«, schoss es mir durch den Kopf.

In den nächsten Tagen telefonierten wir oft. Ich fuhr zu Freunden in die Schweiz, er ging zum Paragliding in die Dolomiten, aber wir hielten uns immer auf dem Laufenden, was bei uns gerade so passierte. Wir verstanden uns von Anfang an so gut, dass irgendwie sofort klar gewesen war, dass wir nun zusammen waren. Und gleichzeitig hatte ich in ihm einen neuen besten Freund gefunden. Ich bestand zu diesem Zeitpunkt nach wie vor nur aus Haut und Knochen, aber in mir hatte sich etwas verändert. Ich war auf die Wiesn gegangen, im neuen Dirndl, trotz Prothese, und ich war so glücklich, einfach da zu sein. Und das strahlte ich aus. Ich hatte plötzlich eine ganz neue Energie. Und so lernte Ecki mich kennen, das sah er in mir – nicht die Prothese, nicht das fehlende Holz vor der Hüttn, nicht meine knochige Figur, sondern eine junge Frau, die lachte, strahlte und zurück ins Leben fand. Ich hatte mir so große Sorgen darüber gemacht, ob ich jemals jemanden finden würde, der mich so liebte, wie ich nun war. Ecki tut das. Ihm ist es völlig egal, ob ich zwei, drei oder fünf Beine habe. Ihm geht es ausschließlich um mein inneres Wesen. So ist das, wenn man jemanden aufrichtig liebt: Äußerlichkeiten werden nebensächlich, es geht um das Innere eines Menschen, seinen Spirit. Den liebt man – und der kann niemals amputiert werden.

Als wir uns das nächste Mal bei ihm zu Hause trafen, bemerkte ich sofort, dass sein Hochbett niedriger war und ein Hocker davorstand. »Hast du den extra besorgt und das Bett tiefergelegt?«, fragte ich ihn erstaunt. »Ja, ich dachte mir, das macht es mit deinem Bein leichter.« Ich war gerührt. Normalerweise galt es ja schon als Liebesbeweis, wenn man die Zahnbürste dalassen durfte. Aber im Vergleich zu diesen Taten wirkte alles andere wie Romantik für Anfänger …

Gemeinsam geht's aufwärts

Wir waren noch nicht allzu lange zusammen, da gingen Ecki und ich das erste Mal zusammen in die Kletterhalle. Mir kam es bei ihm eher so vor, als würde er hochtanzen, so leicht und geschmeidig sah das bei ihm aus. Ecki kletterte, seit er acht Jahre alt war – und normalerweise nur am Fels. Einzig bei schlechtem Wetter verschlug es ihn ausnahmsweise in die Kletterhalle. Und so nahm er mich kurze Zeit später auch an den Fels mit. Wir fuhren mit seinem Bus in die Schweiz. Dort merkte ich schnell, dass der Fels und die Kletterhalle komplett verschiedene Welten waren. Ich musste erst einmal lernen, den Fels »zu lesen«, denn hier waren von bunten Plastikgriffen und Tritten wie in der Halle keine Spur. Hier zeigte einem vorher niemand, wo und wie genau man klettern sollte. Und bald wartete schon die erste richtig große Herausforderung auf mich: die sogenannten Kletterzustiege – die Wege, die einen überhaupt erst zum Fels führen. Und die hatten es in sich. Als ich das erste Mal vor so einem Kletterzustieg stand und die Wurzeln, Steine und rutschigen Blätter sah, wurde mir ganz anders zumute. Ich sah Ecki an und fragte ihn entsetzt: »Sag mal spinnst du?! Wie soll ich da bitte hochkommen? Und vor allem, wie soll ich da wieder runterkommen?« Grinsend schnappte er sich meine Hand. »Runter kommen sie alle!« Teilweise wurde es so steil, dass er mich huckepack nehmen musste, aber wir kriegten das hin.

Am nächsten Tag drückte er mir meine Krücken in die Hand. Warum war ich da nicht selbst drauf gekommen? So funktionierte es tatsächlich ganz gut, schließlich konnte ich den steilen Zustieg nun mit »vier Beinen« hochkraxeln. Es war anstrengend, durch derart unwegsames Gelände zu laufen, aber die Krücken gaben mir die nötige Stabilität. Manchmal rutschten die anderen Kletterer beim schlammigen Abstieg mehr als ich, was mich zum Grinsen brachte ... Wer hätte das schließlich gedacht? Ecki wartete immer mit einer Engelsgeduld weiter vorne auf mich, er hatte schnell raus, an welchen Stellen ich Hilfe brauchte und welche ich gut alleine schaffte. In kürzester Zeit waren wir ein perfekt eingespieltes Team. Anfangs brauchte ich noch ewig, aber mit der Zeit wurde ich immer sicherer und schneller. Heute – Jahre später – nutze ich Stöcke aus Carbon statt die Krücken – passend zu meiner jetzigen Prothese – und habe meine eigene Technik entwickelt. Mission Bergziege erfolgreich ausgeführt, würde ich sagen.

Statt in der Gehschule zu trainieren, übte ich lieber am Felsen, und im Nachhinein kann ich sagen: Ein besseres Training hätte es nicht geben können. Jeder einzelne noch so rutschige und wacklige Schritt hat sich gelohnt. Ende des Jahres betrachteten die Ärzte in Murnau erneut mein linkes Knie, mein Problemknie. »Keine Ahnung, wie Sie das gemacht haben, Frau Wechsel, aber operieren müssen wir Ihr Knie nicht mehr. Es lässt sich auf 90 Grad beugen!« BÄM! Ich war überglücklich – jede Physiostunde, jede Trainingseinheit und jeder blaue Fleck auf den Kletterzustiegen hatte sich gelohnt!

Die ersten Schritte in Richtung Kletterexpertin waren zwar gemacht, aber nach der Praxis kam jetzt die Theorie. Die Kletterszene ist eine ganz eigene Gang – und da muss man erst einmal reinkommen. Dank Ecki aber kein Problem, und es hieß für mich: Tor auf zu einer komplett neuen, verrückten Welt. Ich muss gestehen, ich habe noch nie zuvor so eine – absolut liebenswerte – Freakshow gesehen wie die in der Kletterszene. In keiner anderen Sportart ist mir etwas Ähnliches untergekommen. Die Klamotten: ein ganz eigener Style. Statt bestimmter Labels blitzen auf den Hosenbeinen Magnesiumspuren auf, und

Löcher sind fast schon Pflicht. Für mich, mit meinen Erfahrungen im Tennissport, sprich jemand, die strahlend weiße Etikette gewöhnt war, war das definitiv modisches Neuland. Ein absolutes Must-have in der Kletterszene: eine echte Daunenjacke. Die Hosen können geflickt, getapt oder was auch immer sein, aber die Daunenjacke ist Pflicht – zu jeder Jahreszeit. Im Sommer sieht man Kletterer gerne mal in kurzen Hosen und Flipflops zum Felsen marschieren, die Daunenjacke ist immer dabei. Ebenso wie die Mütze, die scheinbar bei Kletterern mit der Zeit am Kopf anwächst. Auch an der Haut erkennt man, wer zur Klettergemeinschaft gehört. Nein, ich rede nicht von Tattoos, ich rede von Kratzern, Narben, Rissen, blauen Flecken. Je verwundeter und getapter die Haut ist, desto authentischer sieht man aus. Auch das Transportmittel der Wahl ist in dieser Szene sehr einheitlich: Angereist wird in einem ausgebauten Bus oder Minivan. Zumindest aber etwas Caddyähnliches muss es sein. Aus diesem Gefährt wird dann während der Fahrt schon mal fleißig nach den neuesten und besten Kletterfelsen Ausschau gehalten. Im Grunde wie auf einer Safari ohne Tiere. Ein waschechter Kletterer ist auf Erkundungstour – und zwar immer. Alles muss ständig auf Reibung überprüft werden, denn der Tastsinn ist bei diesem Sport schließlich das Wichtigste. Und wenn ich hier »alles« schreibe, meine ich auch alles: Tischkanten, Türstöcke, ähnlich beschaffene Felsen usw. Am Fels selbst besteht ein wunderbares Teamgefühl zwischen den Kletterern. Da feuert man sich gegenseitig an, vor allem an der Schlüsselstelle, also der schwierigsten Stelle der Kletterroute – wie Cheerleader, nur eben keine sexy Mädels in knappen Klamotten und mit Pumps, sondern Jungs und Mädels in getapten Klamotten. Und dieses Anfeuern findet in diversen Sprachen statt: Von »Venga!« und »Allez!« bis hin zum slowenischen »Hajde!« – für mich ist das jedes Mal eine Miniweltreise. Nach dem meist mehrstündigen Klettertag ist es mit der Gemeinschaft noch lange nicht vorbei, denn da wird noch ewig über jeden einzelnen Zug, Griff und

Tritt philosophiert sowie teilweise wissenschaftlich eruiert, wie man die Züge noch besser und vor allem effektiver ausführen könnte. In der Hand ein Bier, zu den Füßen ein Hund, denn der Vierbeiner darf bei authentischen Kletterern auch nicht fehlen. Rasse? Egal. Hauptsache, er kann mindestens eine 5b (das ist ein Schwierigkeitsgrad beim Klettern auf der sogenannten Fb-Skala) klettern. Und so wuseln unten am Fels zahlreiche Hunde herum, die Essen aus den verschiedenen Rucksäcken klauen – oder dem am Fels hängenden Herrchen oder Frauchen auch mal motivierend zubellen.

Was mir von Anfang an gut gefiel, war (neben der großen Herzlichkeit und dem Teamgeist unter den Kletterern): Egal wie gut man klettern kann – ob also Anfänger oder Profi –, hier zählte einzig und allein die Motivation. Und ich war äußerst motiviert! Mein gesamtes Umfeld unterstützte mich darin, klettern zu lernen – und auch auf dem Weg dorthin. Ich empfand es als großen Vorteil, nicht schon vor dem Unfall klettern gelernt zu haben, denn so hatte ich keinen Vergleich, wie das Klettern mit zwei gesunden Beinen war. Für mich war von Anfang an meine Prothese mein Buddy am Fels. Mit der Zeit fand ich auch heraus, was mir am Fels am meisten lag: am besten Tritte, die aus dem Fels herauskommen, und leicht überhängende Felsen. So werden eher meine Arme statt meiner Beine beansprucht. Ich kann nur bis zu einem bestimmten Schwierigkeitsgrad klettern, da mein Knie nicht mehr als 90 Grad gebeugt werden kann. Aber das ist völlig okay für mich, denn ich bin wahnsinnig dankbar für diese nicht ganz selbstverständlichen 90 Grad. Das Klettern brachte mir außerdem eine wichtige Lektion bei: Für jedes Problem gibt es eine Lösung – und diese Einstellung sollte mir noch bei vielen Hürden auf meinem Weg helfen.

Mein Kraftort

War die Natur schon immer wichtig für mich und mein Wohlbefinden gewesen, so zeigte sich jetzt noch mehr, wie gut es mir
tat, im Grünen und vor allem in den Bergen Kraft zu tanken.
Mit Eckis ausgebautem Bus waren wir oft übers Wochenende
unterwegs. Das Ziel? Nebensache, Hauptsache in die Berge.
Wir lebten autark, fuhren, wohin wir wollten, und blieben, wo
es uns gefiel. Durch diese Art zu reisen fühlte ich mich unfassbar stark mit der Natur verbunden. Die frische, klare Bergluft,
die Stille, die nur untermalt wurde von Vogelgezwitscher, das
Plätschern von Gebirgsflüssen und hin und wieder dem Pfeifen
eines Murmeltiers. Dazu die nach Heimat klingenden Kuhglo-
cken und abends die schönsten Sonnenuntergänge, die man sich
vorstellen konnte. Auch heute noch kann ich nirgends meine
Akkus derart aufladen wie in den Bergen. Nirgends fühlt sich
mein Herz so erfüllt an. Natürlich konnte ich nicht von Anfang an jeden Gipfel erklimmen, das hat seine Zeit gedauert.
Angefangen habe ich mit kurzen, meist ebenen Wanderungen –
nicht selten mit Krücken. Es fehlte mir noch an Ausdauer und
an Trittsicherheit. Es sollte Jahre dauern, bis ich mit Carbon-
stöcken 800 Höhenmeter packen würde. Eine Wanderung ist
mir besonders im Gedächtnis geblieben: der Kaiserjägersteig auf
den Lagazoi in den Dolomiten. Es waren 700 Höhenmeter – bei
Weitem nicht so hoch wie beispielsweise beim Tongariro Alpine Crossing in Neuseeland vor dem Unfall, aber das Gefühl,
am Ende auf dem Gipfel zu stehen, war ebenso überwältigend.
Der Klettersteig war dabei nicht einmal das Problem gewesen,
sondern die vielen Höhenmeter in kurzer Zeit hatten mir zu

schaffen gemacht. Aufgrund der Amputation werden andere Gelenke und Muskeln mehr beansprucht als mit zwei gesunden Beinen. Manchmal nehme ich auch heute noch ganz unbewusst eine Schonhaltung ein, und das spüre ich dann umso deutlicher, beispielsweise an meiner linken Hüfte. Und auch meine Lunge brannte, mein Körper war all das einfach nicht mehr gewohnt.

Ich beiße die Zähne zusammen. Mann, warum tue ich mir das bloß an? Der Schweiß rinnt mir die Stirn hinunter. Andere sitzen gerade gemütlich auf der Wiesn, stoßen mit ihrer Maß an, und ich quäle mich diesen Berg hoch? Wie bin ich nur auf diese bescheuerte Idee gekommen? Vielleicht sollte ich aufgeben und umdrehen? Aber der Gedanke an diesen wunderbaren Moment auf dem Gipfel mit einem atemberaubenden Ausblick motiviert mich zum Weiterlaufen. Auf 2400 Meter … Ich kämpfe mich weiter den Berg hoch. Schritt für Schritt. Bis ich schließlich oben bin. Vor mir sehe ich die Dolomiten, die nicht umsonst zum UNESCO-Welterbe zählen. Ich spüre, wie sich die Anspannung löst und sich stattdessen ein warmes Gefühl in mir ausbreitet. Dieses Einswerden mit der Natur, sich so nahe am Himmel befinden – und damit Mami gefühlt ein großes Stück näher –, all das trifft mich ganz unerwartet und bringt mir Energie zurück. Dieser Moment ist so unvergesslich schön, dass man ihn nicht fotografieren könnte, denn er findet ausschließlich in meinem Inneren statt. Und dort wird er im Fotoalbum meines Herzens konserviert.

Mir wurde in diesem Moment bewusst, dass man niemals den Berg bezwingt. Man bezwingt immer sich selbst bzw. den inneren Schweinehund, der einem so gerne zuflüstert: »Das packst du eh nicht. Geh gar nicht erst los, oder kehr um, setz dich hin, bestell dir 'ne Maß.« Als ich auf dem Gipfel stand und vor mir stolz die majestätischen Dolomiten aufragten, war ich unendlich stolz – auf mich, darauf, dass ich etwas geschafft hatte, auf das ich lange hintrainiert hatte. Das gab mir Selbstvertrauen. Ich glaube fest daran, dass man sich dieses Selbstvertrauen antrainieren kann, ebenso wie man Muskeln aufbaut. In einer Art innerem Fitnessstudio, in dem das Mindset statt des Sixpacks trainiert wird. Es muss nicht immer der Aufstieg auf den Mount Everest sein (auch wenn natürlich allen Respekt gebührt, die das tatsächlich auf sich nehmen). Aber eins ist viel wichtiger: Jeder hat seinen eigenen Mount Everest, vor dem er öfter im Leben steht – und den gilt es anzupacken. Für mich war der Aufstieg auf diese 700 Höhenmeter mein persönlicher Achttausender. So anstrengend und hart es auch war, so zeigte es mir doch, dass ich beim Bergsteigen meinen Kopf aus- und mein Herz einschalten kann, dass ich in einen meditativen Flowzustand komme, bei dem der Alltag in weite Ferne rückt und ich stattdessen die Natur genieße. Hier bekomme ich einen Abstand zum inneren Hamsterrad, zum Gedankenkarussell in meinem Kopf. Hier spüre ich ganz klar, auf was es im Leben ankommt. Das zeigt mir, wie wichtig es ist, dass beim Aufstieg auf den eigenen Mount Everest nicht der Kopf, sondern das Herz die Führung übernehmen sollte. Es weiß, welcher Weg der richtige ist. Außerdem muss uns klar sein, dass wir am besten mit kleinen Zielen einsteigen, wenn wir etwas Großes erreichen wollen. Wer läuft schließlich gleich am Anfang einen Marathon oder besteigt den Achttausender? Es reicht für den Anfang, sich jeden Tag ein kleines – und daher machbares – Ziel zu setzen. Sei es der Vorsatz, nicht jeden Morgen als Erstes das Smartphone anzuschalten, sondern lieber zehn Minuten lang zu meditieren. Wenn man das zwei Wochen durchgezogen hat, ist man stolz auf sich und motiviert weiterzumachen; dann ist es schnell die Routine. Es geht also in erster Linie nicht darum, was wir uns vornehmen, sondern dass wir es durchziehen. Den inneren Schweinehund so weit zu zähmen, dass er frohen Mutes von der Couch springt, sich die Wanderschuhe anzieht und mit uns letztlich die höchsten Gipfel besteigt.

Wir sind bei unserer Wanderung auf den Lagazoi, als ich drin-
gend mal für kleine Wanderinnen muss. Wie es nun mal so ist in
freier Wildbahn, nutze ich die »Toilette« im Wald. Dank meines
kaputten Knies ähnelt diese banale Tätigkeit schon mal einem
akrobatischen Akt, denn ich muss mich während des Pieselns
irgendwo abstützen. Bewaffnet mit einer Klopapierrolle lasse ich
mich an einem hübschen Plätzchen nieder, scanne noch mal die
Umgebung, damit mich ja keiner sehen kann, und lege los. Er-
leichtert lasse ich es laufen, als ich plötzlich ein Geräusch höre.
Ich blicke nach oben und sehe, dass exakt über mir die Gondel
verläuft. Keine Frage, dass diese Gondel voll besetzt ist. Und
damit mich auch wirklich jeder sehen kann, trage ich auch noch
eine knallrote Daunenjacke. Ich erschrecke so, dass ich fast den
Felsen loslasse, an dem ich mich abstütze. Kaum habe ich mich
wieder gefangen, kommt die nächste Gondel angefahren – dieses
Mal von oben. Learning aus dieser Situation: Es gibt Dinge im
Leben, da hilft nur noch eins – laut loszulachen und sie einfach
mal nicht so ernst zu nehmen …

Ein passendes Bein für mich

Es ist immer aufregend, wenn man etwas zum ersten Mal bekommt oder macht. Ich wette, die meisten von uns erinnern sich an ihr erstes Smartphone, das erste Auto oder das erste wertvolle Schmuckstück. Bei mir gab es jetzt ein ganz besonderes erstes Mal: Ich bekam meine erste richtige Prothese, nachdem ich ein halbes Jahr lang ein Interimsmodell getragen hatte. Ich muss wohl nicht betonen, dass für mich kein Smartphone, Schmuckstück oder sonst etwas mit meinem ersten »neuen Bein« mithalten konnte. Der Grund, warum man zunächst für ein paar Monate eine Interimsprothese trägt, ist, dass sich anfangs die Form des kleinen Beins aufgrund der Belastung im Schaft und die körperliche Aktivität verändern kann. Irgendwann erreicht es dann seine Endform, und das ist der Zeitpunkt, an dem der Orthopädietechniker schaut, welche Prothese nun am besten geeignet ist – was primär vom Mobilitätsgrad abhängt. Davon gibt es vier, wobei vier den höchsten Mobilitätsgrad benennt. Inzwischen bin ich bei vier, aber bei meiner ersten Prothese damals war es eine drei.

Bei der Auswahl der passenden Prothese gibt es gefühlt so viele verschiedene Möglichkeiten wie bei der Ausstattung eines Sportwagens: mit Dämpfer oder ohne, mit einem energierückgebenden oder einem hydraulischen Gelenk, Carbon oder Titan. Ich probierte die neue Prothese an. Nach nur ein paar kleinen Änderungen im Schaft passte sie wie angegossen. Dann stellte Christian, mein neuer Orthopädietechniker, die richtige Stellung ein und achtete gleichzeitig darauf, dass beide Beine die gleiche Länge hatten. Anschließend durfte ich sie in der Gehschule testen. Alles passte, nichts drückte. Wie damals stand aber noch eine Frage aus: »Soll ich deine Prothese verkleiden, oder lassen wir sie unverkleidet mit dem Titanrohr?« Der Orthopädietechniker sah mich an. Ich zögerte. Vor meinem inneren Auge erschien die Situation in Murnau, als ich in dem Geschäft einen wunderschönen kurzen Rock kaufen wollte und dabei die unverkleidete Interimsprothese getragen hatte. Als ich aus der Umkleidekabine gekommen war, hatten mich die anderen Kund*innen teilweise regelrecht erschrocken angestarrt. Sie sahen eine abgemagerte, vernarbte Frau mit einem Titanrohr anstelle eines Beines. Ich werde nie wieder einen Rock tragen können, schoss es mir nun durch den Kopf. Ich fühlte mich ebenso verletzlich, wie ich aussah, und hatte als frisch Amputierte auch noch keinerlei Erfahrung mit der Reaktion anderer. Von nun an ständig diesen Blicken ausgesetzt sein? Dieser Kombination aus Mitleid und Entsetzen? Und ständig mit dem Warum gelöchert zu werden? Nein, danke. »Ich möchte lieber eine verkleidete Prothese«, ließ ich Christian wissen. Ohne es zu ahnen reihte ich mich so in die Mehrheit von 95 Prozent aller amputierter Frauen ein, die dieselbe Entscheidung treffen. »Alles klar, ich melde mich, sobald sie fertig ist.«

Wenige Tage später hielt ich mein »neues Bein« in den Händen. Und es sah aus wie ein echtes. Sogar die Silikonhaut, mit der die Prothese bezogen war, war auf meine Hautfarbe abgestimmt, wie auch die Kniekappe. Ich sah das Bein an und war zuversichtlich, dass wir ein gutes Team werden würden. Doch zunächst folgte ein langer, heißer Sommer, der mich und uns als Team noch ordentlich auf die Probe stellen sollte: Ich schwitzte ohne Ende in meiner Prothese und langen Hose. Warum bitte gibt es keine Klimaanlagen für den Prothesenschaft? Immer wieder musste ich sie ausziehen, um mein kleines Bein zu waschen. Supernervig! Vor allem weil ich genau wusste, dass ich mir in der ganzen Angelegenheit selbst im Weg stand. Ich selbst machte mir das Leben schwer. Sollte ich den Rest meines Lebens bei größter Hitze in langen Hosen rumlaufen? Nur weil ich kein Bein zeigen wollte? Ich beschloss, zumindest an besonders heißen Tagen kurze Hosen zu tragen. Die meisten Leute fragten mich vorsichtig, ob ich denn was am Knie hätte, vielleicht einen Kreuzbandriss oder etwas am Meniskus? Sobald ich antwortete, dass das eine Prothese sei, reagierten viele peinlich berührt und entschuldigten sich für die Frage. Es gab aber auch einige, die sehr offen reagierten und mir direkt von ihrem Prothese tragenden Opa erzählten. Mit der Zeit gewöhnte ich mich an die Fragen, so wie man sich im Leben doch an fast alles gewöhnt. Ich antwortete ganz direkt und ließ keine Missverständnisse aufkommen. Was aber immer blieb, war das Starren. Viele Menschen wussten einfach nicht, was das war, sie spürten, dass irgendwas nicht »echt« war, und spürten immer wieder den Drang, mich anzustarren. Auch das liegt wohl in der Natur des Menschen.

Neun Jahre später. Ich betrete eine riesige Messehalle der Leipziger OTWorld. Dabei handelt es sich um die weltweit größte Orthopädiemesse. Firmen stellen alles vor, was mit Orthopädie zu tun hat: von Stützstrümpfen über Bandagen, Prothesenverkleidungen und 3-D-Druckern für die Prothesenproduktion. Was man sich nur vorstellen kann. Im ersten Moment fühle ich mich wie Alice, die mit großen Augen ein echtes Wunderland betritt. Ein Wunderland voller neuester Technik und vieler Gleichgesinnter, mit denen ich mich austauschen kann. Mein Herz klopft, meine Neugier und Vorfreude lassen meinen Bauch kribbeln. Nach wenigen Metern kommt mir ein junger Mann mit einer Oberschenkelprothese entgegen – auf einem Skateboard! Ich kann es kaum glauben. Ich mache mich auf den Weg zum Stand einer großen Firma, für die ich im wahrsten Sinne des Wortes Laufmodel sein darf: Ich soll ihr neuestes Fußmodell vorstellen – an einer unverkleideten Prothese. Hätte mir das jemand in der Unfallklinik erzählt, als ich unsicher und mit wackligem

Gang meine ersten Schritte machte, ich hätte diese Person glatt
für verrückt erklärt. Ich als Laufmodel? Haha, guter Witz. Aber
jetzt bin ich hier und stelle auf einem Laufband das neue Fuß-
modell vor. Was für ein Wahnsinnsschritt – im wahrsten Sinne
des Wortes ...

Auf der Messe lernte ich nicht nur viele andere Amputierte kennen, sondern vor allem auch ihre Geschichten. Ich erfuhr mehr
über die vielen Gründe, die dazu führen können, dass man ein
Körperteil verliert. »Und du, wie bist du in den Club der Amputierten gekommen?«, fragte mich ein junger Mann, der wie
alle anderen hier sehr offen und direkt war. Er selbst musste
aufgrund von Knochenkrebs amputiert werden, aber bei den
meisten lautete die Frage: Auto oder Motorrad? Die meisten,
mit denen ich mich dort unterhielt, hatten ihr Bein bei einem
Motorradunfall verloren. Ich erfuhr dort auch die prozentuale
Häufigkeitsverteilung der Ursachen für eine Amputation der
unteren Extremitäten: Bei 85 bis 90 Prozent ist eine pAVK (eine
periphere arterielle Verschlusskrankheit, also eine Durchblu-
tungsstörung der Gefäße) schuld daran. Die Ursache dafür ist
oft eine Diabetes mellitus. Die meisten Betroffenen sind über
70 Jahre alt. Fünf bis zehn Prozent haben eine untere Extre-
mität aufgrund eines Traumas, also eines Unfalls, verloren, ein
bis drei Prozent aufgrund einer Infektion, 0,5 Prozent aufgrund
einer angeborenen Fehlbildung, und die restlichen fünf Prozent
können weitere verschiedene Ursachen haben wie eben auch
Knochenkrebs. Der Skater, den ich anfangs in der Halle sah,
hatte sein Bein übrigens bei einem Haiangriff beim Surfen verloren – eine echt heftige Geschichte. Generell fiel mir hier das
erste Mal auf, dass schwarzer Humor weit verbreitet ist, wenn
unter Amputierten über die Gründe ihrer Amputation geredet
wird. Ich habe zum Beispiel zwei Männer beobachtet, von denen einer ein Prothesencover mit einem Totenkopf und einem
blinkenden LED-Licht trug. Der andere hatte einen Bieröffner

in sein Cover eingebaut. »So muss ich nie einen Flaschenöffner suchen«, erklärte er grinsend. Beide waren Orthopädietechniker, die ihre Cover selbst konstruiert hatten – wie praktisch. Ich fühlte mich wohl unter all den Menschen, die ein ähnliches Schicksal hatten wie ich. Endlich mal normale Menschen, schoss es mir durch den Kopf. Ich bewunderte die vielen technischen Neuerungen im Prothesenbereich und die Models, die so selbstbewusst die neuesten Prothesen der verschiedenen Firmen trugen. Sie erinnerten mich an Sarah Reinertsen, die Frau, die trotz Amputation den Ironman geschafft hatte, deren Bild im Krankenhaus an meiner Pinnwand hing, als ich selbst noch im Bett lag.

Die vier Messetage vergingen in Windeseile, ich saugte alles auf wie ein Schwamm. Auf dem Weg nach Hause musste ich ein Stück mit den Öffentlichen fahren, und noch trug ich meine unverkleidete Prothese und eine kurze Hose. Ich kämpfte mit mir selbst. Sollte ich mich noch schnell umziehen? Rein in die verkleidete Prothese und dann erst ins öffentliche Leben? Oder sollte ich einfach so, wie ich war, in die S-Bahn steigen? Ich gab mir einen Ruck und beschloss, es mit der Unverkleideten zu probieren. Was sollte schon passieren? Dass die Leute mich anstarrten? Ich fühlte mich gestärkt von den Geschichten und dem Selbstbewusstsein der anderen Amputierten, die ich auf der Messe kennengelernt hatte. Ich setzte mich in die Bahn und stutzte. Es starrte mich … keiner an. Nachdem sie einmal kurz hingeschaut hatten, war es das auch schon wieder. Ganz einfach, weil man nun sofort erkannte, was mit mir los war. Es war jetzt sonnenklar, was ich am Bein trug. Bei der verkleideten Prothese waren viele unsicher gewesen, was an dem Bild nicht genau stimmte, und starrten deswegen immer wieder hin, um das Rätsel für sich zu lösen. Eine ältere Dame lächelte mich sogar an, nachdem sie einen kurzen Blick auf meine Prothese geworfen hatte. Plötzlich war alles so viel klarer und somit auch einfacher.

Am selben Abend wollte ich es wissen und ging mit der unverkleideten Prothese in den Biergarten. Und siehe da, auch hier glotzten die Menschen viel seltener.

Bevor man die Prothese bekommt, muss man sie zunächst ein paar Tage testen. Es ist wichtig, dass alles hundertprozentig passt, schließlich möchte man darauf sein tägliches Leben beschreiten. Als ich meine das erste Mal trug, kamen mir die Tränen. Es war ein himmelweiter Unterschied zwischen der Interimsprothese und meinem »neuen Bein«! Ich hatte plötzlich so viel neue Energie und fühlte mich so mobil. Das war wie ein Sprung aus ollen plumpen Holzclogs in nagelneue Nike Air Max. Ich war von der ersten Sekunde an in meine neue Prothese verliebt. Mir war sofort bewusst, dass dies die Prothese war, die mich zurück in ein normales Leben bringen würde – aufrecht, auf zwei Beinen stehend. Ich sah uns von Anfang an als Einheit, und es kam nicht selten vor, dass ich von »meinem Bein« sprach und nicht von »meiner Prothese«. Ich fühlte mich mit ihr nie irgendwie behindert und sah die Möglichkeiten, die sie mir gab. Für mich war das ein Beweis, dass ich mit meiner Einstellung, mit positiver Energie Neues auszuprobieren, absolut richtiglag.

Deshalb ging es auch schnell mit neuen Abenteuern weiter, und so fuhren Ecki und ich mit dem Bus zum Klettern an den Gardasee. Es war alles perfekt: der Ort, das Wetter, der Zustieg zum Fels, die Laune. Bis zum dritten Tag. Ich kletterte gerade eine Tour und trat mit der Prothese voll auf den Tritt. Knacks! Ich zuckte zusammen und wusste, dass etwas kaputtgegangen war. Ich ließ mich sofort von Ecki abseilen und merkte unten beim Laufen, dass die Prothese bei jedem Schritt zur Seite klappte. Laufen ging gar nicht mehr, und die anderen Kletterer sahen mich erschrocken an. Sie wunderten sich, dass ich nicht vor Schmerzen laut schrie, sie dachten, ich hätte mir das Bein gebrochen. Ich hatte eine lange Hose und die verkleidete Prothese an, keiner von ihnen konnte also erkennen, dass ich hier eher ein technisches Problem hatte. Und meine jetzt kaputte Prothese war wirklich eins. Zwei Wochen brauchte der Orthopädietechniker für die Reparatur, und ich musste so lange wieder die Interimsprothese tragen. Seitdem ist so eine Situation zwar nicht mehr vorgekommen, aber es ist trotzdem beruhigend zu wissen, ein Ersatzbein neben sich stehen zu haben ... Diese Situation war eine der vielen, die mir nach dem Unfall zeigte, wie glücklich wir uns schätzen können, in einem Land mit einer derart guten medizinischen Versorgung zu leben. Das Glas ist dann halb voll, wenn man seine Energie auf das richtet, was gut läuft – und sei es eine Interimsprothese.

Neun Jahre später überreichte mir Christian feierlich meine dritte Prothese: eine Sportprothese mit einer schicken schwarzen Carbonfeder, wie man sie bei den Paralympics bewundern kann. Der einzige Unterschied bei meinem neuen Sportbuddy war, dass der Fußteil kleiner war, damit ich Schuhe tragen kann. Als ich sie das erste Mal testete, standen meine Hummeln mit hochgestrecktem Popo im Startblock und warteten auf den erlösenden Startschuss. »Du weißt, dass man deine neue Prothese nicht verkleiden kann?«, fragte mich Christian. »Ich weiß«, lächelte ich und schoss los. Ich wollte sie testen, rennen und sehen, wie mobil ich mit ihr war. Ich konnte es nicht fassen, denn ich konnte mit ihr aus dem Stand losrennen. Das waren nicht nur einfach Nike Air Max! Das waren Nike Air Max auf einem schwebenden Hoverboard, mit dem Michael J. Fox durch *Zurück in die Zukunft* fliegt!

Ab Sekunde eins war ich schwer in dieses federleichte Ding aus schwarzem Carbon verliebt und nenne es nur noch liebevoll »das kleine Schwarze«. Keine Frage, dass ich dieses kleine Schwarze auch während meines ersten Silvesters mit Ecki tragen musste. Wir feierten in Kapstadt auf einem Weingut. Es gab Livemusik, und ich trug ein kurzes Kleid mit eben meinem kleinen Schwarzen. Ich tanzte die Nacht durch und spürte endlich wieder meinen ganzen Körper. Ich fühlte mich unbeschwert, frei und wieder ganz. Ich war wieder der Fisch im großen Ozean mit all seiner Lebendigkeit. Ich war so versunken in mir, dass ich die Reaktionen der anderen Menschen gar nicht mitbekommen hätte, hätten mich nicht einige von ihnen positiv angesprochen. Ich bin mir sicher, Sarah Reinertsen hätte in dieser Nacht gerne die Tanzfläche mit mir gerockt.

Ich gebe zu, es hat lange gedauert – fast ein ganzes Jahrzehnt –, bis ich mit vollem Selbstvertrauen eine unverkleidete Prothese tragen konnte, aber das war ein wichtiger Prozess. Er hat mir gezeigt, dass es zu viel Kraft kostet, einen Teil von mir zu verstecken. Anders sein zu wollen, als ich nun mal war. Dagegen kostete es aber keine Energie, ich selbst zu sein. Ja, ich habe ein kleines Bein, aber dieses kleine Bein gehört nun mal zu mir. Die eigene Energie in Perfektionismus zu investieren ist pure Verschwendung. Perfekt? Gibt es eh nicht. Ich beschloss also, meine Energie stattdessen in Mut zu investieren. Den Mut, mich anzunehmen, zu lieben und zu mir zu stehen, wie ich war. Mich zu zeigen, wie ich war – mit aller Imperfektion. Andere Menschen spüren, wenn an einem etwas »unecht« ist – wie beispielsweise die verkleidete Prothese. Das verunsichert sie oder macht sie neugierig, was zur Folge hat, dass man öfter angestarrt wird – was wiederum einen selbst unsicher macht. Ein Teufelskreis. Seitdem ich eine unverkleidete Prothese trage, zeige ich mich so, wie ich bin. Ich öffne mich und lasse keinen Raum offen für Spekulationen. Ich zeige mich verletzlich – und das Faszinierende daran ist, dass die Menschen seitdem weniger starren. Sie sehen mich, sie sehen meine Prothese und meine Verletzlichkeit. Und das schafft Vertrauen und eine Art Verbundenheit. Nicht selten kommt es vor, dass sie beim Anblick meiner Prothese anfangen, mir offen aus ihrem Leben zu erzählen. Es ist nach wie vor so, dass weitaus weniger amputierte Frauen als Männer eine unverkleidete Prothese tragen, was wohl wieder eine Frage des Körperbildes ist. Wir Frauen neigen immer noch dazu, nach Perfektion zu streben, auch und vor allem, was unser

223

Äußeres betrifft. Mir selbst hat es geholfen, mich zu zeigen und diese Art von vermeintlicher Perfektion zum Teufel zu jagen. Die Gesellschaft reagierte größtenteils äußerst positiv auf meine unverkleidete Prothese, und Menschen sprachen mich bei vielen Gelegenheiten darauf an. All die Vorurteile, die ich zuvor hatte, Gedanken wie »Oh Gott, keiner wird damit umgehen können, alle werden mich anstarren« lösten sich in Luft auf. Ich hatte all meinen Mut zusammengenommen und etwas Neues ausprobiert, indem ich zu meinem Körper und meiner Geschichte stand, und jetzt konnten die alten Überzeugungen aufgebrochen werden.

Heute kann ich es gar nicht mehr glauben, wie viele Gedanken ich mir damals um meine unverkleidete Prothese machte. Ich verstecke nun keinen Teil mehr von mir. Ich bin ich und stehe dazu. Es ist so wichtig, unser wahres Ich nach außen zu tragen, unser wahres Selbst zu zeigen, auch wenn es mal verletzlich sein mag. Verletzlichkeit ist gelebte Authentizität – und es geht im Leben darum, authentisch zu sein. Dieser gesamte Prozess hat mich gelehrt, dass ich keine Lust mehr habe, Energie dafür zu verschwenden, mich selbst zu verurteilen. Ich nutze meine Energie, um authentisch, mutig und selbstbewusst durch mein Leben zu gehen – aber gleichzeitig verletzlich und imperfekt.

Skifahren – vom Hinfallen und Aufstehen

Nachdem die Ärzte mir im Winter 2007 die frohe Botschaft überbracht hatten, dass mein Knie, das ich nun um 90 Grad beugen konnte, nicht mehr operiert werden musste, erlaubte ich mir endlich, an das zu denken, woran ich zu dieser Jahreszeit immer denke: das Skifahren. Auf Skiern den Hang hinunterzudüsen und mir die kalte, frische Bergluft um die Nase wehen zu lassen, der herrliche Geruch nach Sonnencreme und Skiwachs – ein Traum. Seit meiner Kindheit fuhren wir jedes Jahr mit der gesamten Familie in den Skiurlaub in die Schweiz, und wenn es eine Sache gibt, die auch eine Langschläferin wie mich in Sekundenschnelle aus den Federn bringt, ist das der Anblick von Neuschnee und – im besten Fall – Sonnenschein. Ab auf die Piste! Für mich gibt es nichts Schöneres, als an einem perfekten Wintertag frühmorgens die erste Spur im Schnee zu ziehen, mittags zusammen mit Freunden auf der Hütte zu sitzen, sich die Sonne auf die Nase scheinen zu lassen und eine Portion Älplermakkaronen zu genießen. Das Jahr zuvor war ich in Australien und vom Skifahren so weit entfernt wie Pinguine vom Stepptanzen, aber das sollte sich jetzt ändern. Nur wie? Wie sollte das mit der Prothese funktionieren? Ich wollte das unbedingt herausfinden, denn in Gedanken spürte ich schon den kalten Fahrtwind im Gesicht.

Ich fragte meinen Orthopädietechniker Christian, ob und wie andere Amputierte Ski fuhren. Es gab noch kein Facebook oder Instagram, die mir das mit einem Wisch gezeigt hätten. Es stellte sich heraus, dass das A und O für das Skifahren mit einer Prothese eine sogenannte Oberschenkelhülse war – sie verschafft dem Knie mehr Stabilität. Zudem war sie gerade bei mir wichtig für die Hebelwirkung meines kleinen, also besonders kurzen Beins. Eine richtige Skiprothese müsste ich komplett aus eigener Tasche zahlen. Daher hatten wir die Idee, eine Oberschenkelhülse anfertigen zu lassen und sie einfach auf meine bereits vorhandene Badeprothese zu stecken. Wasser, Schnee – diese Prothese würde mich dann in allen erdenklichen Situationen unterstützen.

Das klang theoretisch gut, aber leider ließ in diesem Jahr der Schnee auf sich warten. Ich übte mich in positivem Denken und sagte mir, Frau Holle würde einfach warten, bis meine Oberschenkelhülse fertig war. Was mir extrem wichtig war: Ich wollte nirgendwo anders als in der Schweiz das erste Mal wieder auf der Piste stehen. Gemeinsam mit meiner Schweizer Familie. Dort hatte ich das erste Mal im Alter von drei Jahren auf Skiern gestanden, und auch dieses besondere erste Mal sollte wieder dort stattfinden. Abgesehen davon rückte der erste Jahrestag meines Unfalls näher, und den wollte ich unbedingt mit meiner Familie verbringen, die in der schweren Zeit immer an meiner Seite gewesen war.

Ostern 2008 war es dann so weit: Ich fuhr mit Sack und Pack in die Schweiz. Abends saßen wir wie gebannt vor dem Fernseher und fieberten der Wetterfee entgegen. Und Petrus war uns anscheinend gnädig, denn es sollte über Nacht 30 Zentimeter Neuschnee und auch noch strahlenden Sonnenschein geben! Was will das Skifahrerherz mehr? Voller Vorfreude probierte ich noch an dem Abend meine umfunktionierte Badeprothese an – dieses Mal mit Skischuh. Was für eine Tortur! Skifahrer*innen wissen, wie schwer man in einen Skischuh kommt, mit einer Prothese und somit einem steifen Gelenk, das man nicht abknicken kann, wird das zu einer echten Herausforderung.

Wir kämpften also zu dritt mit dem Schuh. Als die Prothese aber endlich drinsteckte, mussten wir feststellen, dass sie das in einem 90-Grad-Winkel tat. Schlecht, denn man fuhr ja nun mal mit gebeugten Knien Ski. Ich war kurz davor, einfach zu verzweifeln, als meine Tante Rita die rettende Idee hatte: »Ich habe noch alte Keile aus Silikon von meinem Orthopäden. Die stecken wir unter die Ferse!« Gesagt, getan. Wieder zogen wir also mit vereinten Kräften und viel Schweiß die Prothese in den Schuh. »Sieht gut aus! Das könnte echt funktionieren«, strahlte ich. »So, der Schuh bleibt jetzt aber an der Prothese! Sonst sind wir alle fix und fertig, bevor wir überhaupt am Berg sind«, grinste mein Onkel. Wir beschlossen, morgen zuerst auf der Kinderpiste zu starten. Ich bot den anderen an, sie sollten doch selbst »richtig« Skifahren gehen, aber das wurde entrüstet abgelehnt: »Mitgefangen, mitgehangen!« Was würde ich nur ohne diese Familie machen?

Dann war er hier: Karfreitag, der Tag, an dem ein Jahr zuvor mein linker Unterschenkel amputiert worden war. Der Wecker klingelte. Schlagartig war ich hellwach und sah aus dem Fenster. Und tatsächlich! Frischer Neuschnee und strahlender Sonnenschein. Was für ein Skitag! Am Kinderlift angekommen, schlüpfte ich in die Prothese und ab auf die Skier. Uff, was für ein Gewicht! Hier merkte ich erst, wie schwer die umfunktionierte Badeprothese im Vergleich zu meiner Alltagsprothese war, da ja Skischuh und Ski auch noch mit dranhingen. Erste Challenge: der Tellerlift. Funktionierte gut, und ich kam unbeschadet oben an. Dort atmete ich tief durch. Das würde schon gehen, es war schließlich die Kinderpiste.

Ich probierte mit klopfendem Herzen zuerst eine Rechtskurve – das klappte. Das Gewicht auf das gesunde rechte Bein zu verlagern, war überhaupt kein Problem. Dann die Linkskurve. Ich musste mich voll reinhängen, was meinem Gehirn so gar nicht passte. Bis jetzt hatte ich eine Schonhaltung eingenommen, damit das kleine Bein mit Knie nicht zu stark beansprucht wurde. Ich probierte es mit einem Pflug, aber das ging noch weniger. Ich hatte viel weniger Kontrolle über mein linkes Bein und somit über den linken Ski. Deswegen konzentrierte ich mich bei den Linkskurven besonders. Dann ging's. Ich konnte es nicht glauben, ich fuhr auf Skiern den Hang hinunter! Okay, den Babyhang, aber immerhin!

Zwei Tage später wollte ich es dann wirklich wissen. Ich besuchte Lena, die gerade im Vorarlberg wohnte. Erneut bei Kaiserwetter wollte ich es jetzt auf einer großen Piste probieren. Nachdem auch hier das Liftfahren gut geklappt hatte (das Wichtigste: Ich hatte die Prothese nicht verloren), testete ich aufgeregt die verschiedenen Abfahrten. Ich merkte schnell, welche Pisten ich meiden musste: Buckelpisten und schwarze, während die roten dagegen gut gingen. Die Sonne schien, der Schnee war perfekt, und ich war glücklich. Lena feuerte mich bei jeder Abfahrt an, was mich weiter motivierte. Und abends feierten wir das gebührend beim Après-Ski. Dann war es das aber leider wieder mit dem Schnee für das Jahr, und meine umgebaute Skiprothese hatte vorerst Betriebsferien – aus einem unschönen Grund für ganze zwei Jahre ...

Nach längerer Zeit ohne Operationen musste ich die Ärzte an mein rechtes Kreuzband lassen. Beim Unfall damals waren alle Bänder im Knie gerissen, und bei einem MRT wurde festgestellt, dass sowohl aufgrund des fehlenden Bandapparats als auch der zusätzlichen Belastung mein Knie instabil war. Als mir der Orthopäde nach dem MRT mitteilte, dass ich, abgesehen von einem dünnen Stück Außenband, keinerlei Bandapparat mehr im Knie hätte, blieb mir fast das Herz stehen. Mein rechtes Bein war unendlich wichtig für mich, weil ich unbedingt ein stabiles Knie brauchte. Mit zittriger Stimme fragte ich den Arzt, der Spezialist für Kreuzbandrekonstruktionen war, was wir denn jetzt tun sollten. Er sagte etwas, das nach einer Rekonstruktion mit Leichensehnen klang. Ich dachte, ich hätte mich verhört. »Leichensehnen? Sie meinen, Sehnen von einer Leiche?« Ich starrte ihn ungläubig und geschockt an. Allein die Vorstellung war mehr als befremdlich. Wann würde dieses Zusammenflicken meines Körpers endlich ein Ende haben? Was sollte denn bitte noch alles kommen? Waren das jetzt schon die angekündigten Spätfolgen meines Unfalls?

Ich war 29 Jahre alt und machte mir ernsthaft Sorgen um meine Zukunft. Würde ich in 15 Jahren nur noch mit Krücken laufen können? Oder – noch schlimmer – ganz im Rollstuhl sitzen? Mein Magen krampfte sich zusammen. Aber es half nichts – diese OP war meine einzige Chance. Und sie verlief gut. Der Arzt musste sechs Löcher in die Knochen bohren, um die Leichensehnen jeweils mit einem Keil zu fixieren. Mein rechtes Knie war jetzt wie ein Schweizer Käse. Die Schmerzen waren in Gegensatz zum Phantomschmerztiger recht aushaltbar. Was aber am meisten wehtat, war die erneute Immobilität. Meine Hummeln organisierten einen Trauerzug, denn ich saß die ersten Tage wieder im Rollstuhl. Wie hatte ich das nur vor zwei Jahren ausgehalten? Und wieder durfte ich mein Bein nicht belasten und musste daher sechs Wochen lang eine steife Schiene tragen.

Mein neuer, etwas chaotischer Alltag sorgte aber dafür, dass mir in der Zwischenzeit nicht langweilig wurde. Ich war mittlerweile bei Ecki eingezogen, und über uns wohnte seine an Alzheimer erkrankte Oma. So kam es also regelmäßig vor, dass wir zu dritt am Tisch saßen und sie uns alle fünf Minuten fragte, wo wir uns denn kennengelernt hätten – um es dann gleich wieder zu vergessen. »Ach, auf der Wiesn? Ach, das erinnert mich daran, als ich damals …« Es fühlte sich an wie bei *Und täglich grüßt das Murmeltier* – und störte kein bisschen. Ich freute mich jedes Mal über ihr strahlendes Gesicht, wenn sie vom Oktoberfest erzählte. Eines Tages stand allerdings ein Müllmann vor der Gartentür, der vorher noch nie für uns zuständig gewesen war, und schaute skeptisch den kläffenden Arco, Eckis Hund, an. »Kommen's ruhig rein, der tut nix!«, rief die Oma vom Balkon, ohne dass wir das mitbekamen. Ich bewundere den Mann im Nachhinein gesehen für seinen Mut, denn er öffnete das Gartentor und hatte – zack – Arco an seinem Allerwertesten hängen. Oma hatte schlicht vergessen, dass Arco Müllmänner und Postboten gleichermaßen wenig ausstehen konnte. Der arme Kerl musste in die Klinik, aber wenigstens musste er nicht genäht werden.

Ein Jahr später war es dann endlich so weit, und ich konnte nach zwei Jahren Zwangspause wieder auf die Piste. Freunde luden Ecki und mich auf ein Skiwochenende nach Österreich ein. Voller Vorfreude packte ich die Skiprothese in den Bus. Doch dieses Mal lief es leider nicht so geschmeidig wie bei meinen ersten Versuchen zwei Jahre zuvor. Das Wetter war schlecht, die Sicht dementsprechend übel und die Pisten vereist. Ich rutschte ständig mit meinem linken Ski weg und hatte absolut keine Kontrolle. Unsicher rutschte ich den Hang hinunter, statt des herrlich frischen Fahrtwindes in die Nase trieb es mir den puren Angstschweiß auf die Stirn. Doch das Schlimmste war für mich, dass die anderen ständig warten mussten. »Fahrt doch schon mal vor. Ich warte dann auf der Hütte«, rief ich ihnen zu – und fühlte mich wie der größte Klotz am Bein. Ich rutschte allein bis zur Hütte, setzte mich an einen Tisch und bestellte mir eine große heiße Schokolade. Ich saß da – ganz allein und fühlte mich ebenso allein. Irgendwie »weggebrochen« vom Rest der Truppe. Losgehen konnte sie also nun, die größte Après-Selbstmitleidsparty des Tages.

Tränen laufen mir über die Wangen, und ich schlucke schwer. Ich werde nie wieder wie früher Skifahren können! Ich werde nie wieder mit meinen Freunden Spaß auf der Piste haben! Und überhaupt, wer will schon mit so einer Schnecke Skifahren gehen? All die Vorfreude und der Optimismus sind geschmolzen wie Schnee in der Märzsonne. Jetzt fühle ich nur noch Trauer, Wut und eine große Portion Verzweiflung. Darauf erst einmal einen Schnaps!

Als ich meinem Vater von dem vermurksten Skiwochenende erzählte und von meiner Angst, nie wieder eine Piste hinunterfahren zu können, antwortet er pragmatisch: »Tina, es gibt für jedes Problem eine Lösung. Sonst gäbe es ja auch kein Problem! Wie fahren denn beispielsweise Amputierte bei den Paralympics Ski?« Ich rief also Christian, meinen Orthopädietechniker, an und bat ihn um Rat. Er verwies mich an Tino, den ich auch aus der Orthopädiewerkstatt kannte. Dieser war nur wenige Jahre älter als ich und ebenfalls unterschenkelamputiert, da er als Soldat in Afghanistan ein Selbstmordattentat erlebt hatte. Christian meinte: »Ruf ihn an, er soll dir erklären, wie man auf einem Bein Ski fährt!« Auf einem Bein? Wie sollte das denn gehen?

Auf die Antwort neugierig verabredete ich mich mit Tino für das kommende Wochenende, direkt am Skilift. »Skistöcke brauchst du keine mitnehmen, Christina. Nur einen Ski und einen Skischuh, aber schau, dass es der richtige ist.« Ich hörte Tino durch das Telefon grinsen. Zudem versprach er mir, er würde mir seine Skikrücken leihen und Tipps geben, wie man damit richtig umginge. Ich war wahnsinnig gespannt. Wir fuhren mit dem Sessellift nach oben. Rechts trug ich bereits Skischuh und Ski, links Prothese und Turnschuh. Oben zog ich als Erstes die Prothese aus, die ich in meinen Rucksack packte, und Tino gab mir seine Krücken. Geduldig erklärte er mir, wie sie funktionierten. Zuerst musste man mit den Händen an den dranhängenden Schnüren ziehen. Daraufhin klappen die kleinen Skier am unteren Ende der Krücken herunter.

Ich blickte den steilen Hang hinab und fragte mich, wie ich in aller Welt mit einem Bein und diesen Skikrücken um die Kurve kommen sollte. Bisher hatte ich mein Gewicht einfach vom Berg- zum Talski verlagert, und die Carving-Skier hatten den Rest gemacht. Aber was nun, mit nur einem Bein? »Wie soll ich denn um die Kurve kommen?« Angespannt blickte ich Tino an. »Du stützt dich dabei einfach auf der Skikrücke der jeweiligen Seite ab. Glaub mir, du wirst den Dreh schnell raushaben, da du

ja mit drei Jahren das erste Mal auf Skiern gestanden hast!«
Während Tino äußerst zuversichtlich wirkte, wurden meine
Zweifel immer größer. Was, wenn ich stürzte und mir was
brach? Oder meine frisch rekonstruierten Kreuzbänder rissen?
Oder ich mir beide Beine brach? Langsam, aber sicher verwan-
delten sich meine Zweifel in Panik. Sogar die sonst so munteren
Hummeln saßen zitternd auf ihrem Po und machten keine An-
stalten, sich den Berg hinunterstürzen zu wollen.

*Seit etwa zehn Minuten stehe ich oben an der Abfahrt, und in
meinem Kopf dreht sich das Gedankenkarussell. Was, wenn
Mr. Schicksal mir mal wieder eins auswischen will? Fordere ich
ihn hier gerade zu sehr heraus? Und was, wenn die anderen
mich fallen sehen? Werden sie mich auslachen? Mitleid haben?
Mein Herz pocht hart gegen meine Rippen, mein Magen ist ein
einziger Knoten. Am besten, ich breche ab. Ich kann da nicht
runter! Das geht einfach nicht! Ich nehm am besten wieder den
Sessellift runter ... Doch bevor ich mich zurück zum Lift bewegen kann, schaltet sich mein Herz an. Es erteilt dem Kopf kurzerhand Sprechverbot und übernimmt das Kommando: »Wenn
du es nicht probierst, wirst du es nie herausfinden! Denk an das
Gefühl, wieder den Fahrtwind im Gesicht zu spüren. Das Geräusch zu hören, über frisch gefallenen Schnee zu fahren. Sei
mutig, mach's einfach! Los!« Die Stimme des Herzens wird immer lauter, und ich weiß plötzlich ganz genau: Wenn ich jetzt
das Handtuch werfe, werde ich es bereuen, der Sache keine
Chance gegeben zu haben. Ich nehme all meinen Mut zusammen, ziehe an den Schnüren, bis die Skirücken herunterklap-
pen, und fahre einfach los.*

Bereits in der ersten Kurve stürzte ich. Mühsam rappelte ich
mich wieder auf, biss die Zähne zusammen, drückte mich auf
dem kleinen Bein nach oben, ohne wegzurutschen, und fuhr
weiter. Kam in die zweite Kurve und fiel wieder hin. Noch hatte

ich den Dreh wohl nicht wirklich raus. Tino fuhr hinter mir her und gab mir Tipps, wie ich am besten wieder aufstehen konnte. Gute Idee, denn in der dritten Kurve kam bereits der nächste Sturz. Das gab es ja wohl nicht, das konnte doch nicht so schwer sein! Langsam packte mich der Ehrgeiz. Ich fuhr in die vierte Kurve – und stürzte nicht! Ich merkte, dass ich das Gewicht viel mehr auf eine Krücke legen musste. Es ging nur darum, in der Balance zu bleiben.

Trotz dieser Erkenntnis lautete das Fazit meiner ersten Abfahrt: 17 Stürze, aber ich war jedes Mal wieder hochgekommen. Das war definitiv noch ausbaufähig. Ich war schweißgebadet, und das Aufrappeln hatte mich extrem viel Kraft gekostet. Gleich darauf der nächste Schreck: Wie sollte ich denn mit einem Bein und den Krücken in den Sessellift kommen? Tino erklärte mir in seiner ruhigen Art jeden einzelnen Schritt – und kurze Zeit später saß ich neben ihm im Lift. »Na siehst du, geht doch!« Zufrieden strahlte er mich an. Bei der nächsten Abfahrt stürzte ich nur noch siebenmal und bei der danach gar nicht mehr.

You can't always get what you want
But if you try sometimes
Well, you might find
You get what you need

Mick Jagger, Rolling Stones

Vier Jahre später. Ich löse meinen Skischuh vom Ski und »laufe« mit den Krücken zu einer kleinen Bank, auf die ich mich setze, um meine Prothese anzuziehen, die wie immer brav im Rucksack auf ihren Einsatz gewartet hat. In der Après-Ski-Bar treffe ich auf Lena und Tina, die mich stürmisch zur Tanzfläche ziehen. Ich tanze ausgelassen – rechts mit einem Skischuh am Fuß, links mit einem Turnschuh. Warum sollte ich meiner Prothese

einen schweren Skischuh anziehen, wenn ich ihn eh nicht be-
nutze? Plötzlich spricht mich ein junger Typ an: »Jetzt muss ich
dich schon mal fragen … Wir alle haben uns die ganze Zeit
überlegt, warum du zwei verschiedene Schuhe anhast.« – »Wet-
ten wir um eine Runde Gin Tonic, dass ihr da nie drauf kommt?«
Fünf Minuten später gibt es für uns drei eine Runde Gin Tonic.
Seit jenem Tag, als ich meine Angst mit Tino zusammen über-
wunden habe, fahre ich Ski auf einem Bein und mit Skikrü-
cken – und seit diesem muss keiner mehr auf der Piste auf mich
warten.

Diese Sache hatte mir gezeigt, dass es sinnlos war, Angst zu verdrängen oder zu unterdrücken. Es gab nur einen Weg: Man
muss mit ihr gehen. Angst ist nicht per se schlecht, und sie hat
zum Teil zu Unrecht einen so schlechten Ruf. Denn Angst ist
unser inneres Warnsystem, das uns manchmal vor Dummheiten
bewahrt und uns sogar vor brenzligen Situationen retten kann.
Mehr noch, das Warnsystem will unser Überleben sichern. Das
haben wir evolutionstechnisch von unseren Vorfahren mitbekommen, denen die Angst zeigte, wann sie vor dem Säbelzahn-
tiger wegrennen mussten. Wir sollten die Angst also annehmen
und als eine Art Begleiter sehen. Sie hat immer einen Ursprung,
einen Grund. Und es geht in erster Linie nicht darum, sie zu
überwinden, sondern ein Bewusstsein für sie zu bekommen.
Mit diesem Bewusstsein können wir daran arbeiten, mutig unseren Weg zu gehen. Wenn wir aus Angst den Weg unseres Herzens, unserer Träume nicht gehen, werden wir nie all die Möglichkeiten im Leben und all unsere Ressourcen ausschöpfen.
Wir werden so nie unsere Träume verwirklichen können.

Wenn wir darauf warten, dass die Angst vergeht, warten wir
für den Rest unseres Lebens. Dieser Moment wird nie kommen.
Wir geben der Angst oft so viel Macht, dass sie uns unser ganzes
Leben lang mit angezogener Handbremse fahren lässt. Aber ein
erfülltes Leben hängt maßgeblich davon ab, inwieweit wir be-

reit sind, mit der Ungewissheit zu leben. Das bedeutet, die Kontrolle abzugeben und unseren Fähigkeiten zu vertrauen. Erst beim Überwinden unserer Grenzen entdecken wir unser ganzes Potenzial.

Wir können über uns hinauswachsen, wenn wir uns dem Ungewissen öffnen. Ja, dabei fällt man oft hin – das habe ich auf Skiern am Hang zu spüren bekommen. Und ja, die Angst fährt mit – auch das habe ich dort festgestellt. Aber wenn man wieder aufsteht und es immer wieder versucht, dann überwindet man Grenzen, und die Angst zieht sich in ihre Ecke zurück. Hinter unserer Angst liegt unser größtes Wachstum. Je mehr Sorgen und negative Gedanken man sich macht, je schlimmer man sich zukünftige Worst-Case-Szenarien ausmalt, desto mehr verstärken sich Sorgen und Angst. Man fürchtet etwas, was in der Zukunft passieren könnte, aber noch gar nicht eingetreten ist – vielleicht auch nie eintreten wird. Viele Probleme kreieren wir selbst allein in unserer Vorstellung. Erkennen wir aber an, dass diese negativen Gedanken die Angst um etwas Inexistentes sind, so haben wir die Chance, unseren Fokus nicht auf das Worst-Case-Szenario, sondern das Best-Case-Szenario zu lenken. Es ist unsere Entscheidung, worauf wir unsere Aufmerksamkeit und somit Energie leiten: auf Schlimmes, das nur in unserem Kopf existiert, oder darauf, unseren Fähigkeiten zu vertrauen – und auf das uns mögliche Wachstum.

Es gibt immer Wege

Wenn ich sage, dass man sich seiner Angst bewusst werden und sie als Begleiter akzeptieren muss, was vieles ermöglicht, dann gilt das zwar für wirklich vieles, aber leider eben doch nicht für alles. Als mein Vater mir nach meinem Skidesaster sagte, dass es für jedes Problem eine Lösung gebe, hatte er recht. Es gibt immer eine Lösung – und im besten Fall kann man mit dieser etwaige Grenzen überwinden. Manchmal hilft die Lösung einem aber auch bei der Akzeptanz, dass aufgrund einer Situation für uns eben nicht alles möglich ist. Zumindest nicht so, wie wir das vielleicht gewohnt waren. Aufgrund meiner Amputation probierte – und das ist auch heute noch so – ich ständig etwas Neues aus. Vieles, das mit zwei gesunden Beinen ganz normal war, war mit Prothese neu. Und es gab auch immer mal wieder Sachen, die ich noch nie gemacht hatte, aber – auch mit Prothese – ausprobieren wollte.

Dabei kam es aber auch vor, dass manches zwar noch möglich war, sich für mich aber nicht mehr richtig anfühlte. Zum Beispiel hatte ich nach meiner ersten Prothesenanpassung immer wieder denselben Traum: Ich rannte richtig schnell, so schnell ich eben konnte. Noch im Traum sagte ich mir: »Merke dir die Prothese, mit der du so schnell rennen kannst!« Meinem Unterbewusstsein war also nach wie vor klar, dass ich amputiert war. Jedes Mal, wenn ich aufwachte, war ich enttäuscht, dass das nur ein Traum gewesen war. Ich sprach mit Christian, meinem Orthopädietechniker. Er schlug mir vor, eine Rennprothese auszuprobieren. »Rennprothese« – allein das Wort war wie Musik in meinen Ohren. Natürlich sagte ich sofort zu. Allerdings fühlte es sich komisch an, mit einem Bein auf einer Carbonfeder zu rennen, während das zweite Bein »normal« war. Der ganze Bewegungsablauf fühlte sich unnatürlich an. Da half auch nicht das Wissen um andere Amputierte, die mit Rennprothesen Weltrekorde bei den Paralympics aufstellten. Ich war zwar dankbar dafür, dass ich es hatte ausprobieren können, hatte dabei aber feststellen müssen, dass Joggen nicht mehr meins war. Das machte mich nicht traurig, sondern ich akzeptierte diese Situation. Seit diesem Tag hatte ich nie wieder diesen Traum.

Schon vor dem Unfall stand Kajakfahren auf meiner Bucket List. Das hatte ich noch nie gemacht, und als Lena mich fragte, ob wir nicht in Slowenien einen zweitägigen Schnupperkurs machen wollten, sagte ich sofort zu. Anfangs klappte das auch ganz gut. Doch nach einer Stunde bekam ich Schmerzen im kleinen Bein. Und das war noch das geringere Problem: Denn ich kam mit dem Kajak in eine Stromschnelle, kenterte und hing kopfüber unter Wasser. Unser Trainer hatte uns als Erstes gezeigt, wie man sich unter Wasser mit dem Körper samt der Ausrüstung von dem Kajak lösen musste, um rauszukommen. Das schaffte ich auch, aber meine Prothese blieb im Kajak hängen. Als ich die Augen öffnete und etwa zehn Zentimeter vor meinem Kopf einen großen Stein vorbeischwimmen sah, geriet ich in Panik. Die 20 Sekunden unter Wasser kamen mir vor wie eine Ewigkeit. Irgendwie konnte ich mich dann doch befreien und rang über der Wasseroberfläche nach Luft. Am Ufer sah ich nun den Boandlkramer stehen – mit erhobenem Zeigefinger. Das war wieder knapp gewesen, und ich erinnerte mich an die Situation in Australien, als uns die Strömung auf das Meer gezogen hatte. Das war definitiv das letzte Mal, dass ich in einem Kajak gesessen hatte.

Mir wurde klar, dass es Sportarten gab, die ich mit Prothese einfach nicht machen musste. Mehr noch: die mir vielleicht nicht lagen, selbst wenn ich die Prothese – wie beim Kajakfahren möglich – ausziehen würde. Nur weil es die Möglichkeit gab, musste ich es ja nicht machen. Ich probierte aber immer wieder neue Sachen aus – manches davon lag mir, manches nicht.

Als ich noch ein Kind gewesen war, hatte mir Papi vom Gesetz der Polarität erzählt. Dass es das eine nicht ohne das andere gebe. Kein Licht ohne Schatten. Keinen Reichtum ohne Armut. Kein Yin ohne Yang. Wir können nichts auf der Welt wertschätzen, wenn es den Gegenpol dazu nicht geben würde. Ohne Krankheit können wir keine Gesundheit erfahren, und ohne unsere Gesundheit wüssten wir nicht, was Krankheit ist. Auch aus jeder noch so negativen Situation entsteht etwas Positives. Und wenn es ein Problem gibt, gibt es auch eine Lösung. Alle Probleme enthalten ein Samenkorn an Möglichkeiten – und das Wissen darüber ermöglicht es einem, das Problem in eine bessere Situation zu verwandeln. Oft stehen wir uns selbst im Weg und sehen die Lösungen nicht, weil wir uns an einer fixen Vorstellung, wie alles sein sollte, festhalten. Es ist, als würde man Scheuklappen tragen. Wir blicken nur in eine bestimmte Richtung. Damit nehmen wir Möglichkeiten und Lösungen die Daseinsberechtigung. Wenn ich an meiner fixen Idee, nach meinem Unfall auf die gleiche Art und Weise Ski zu fahren wie mit zwei gesunden Beinen, festgehalten hätte, wäre ich nur in eine Richtung gefahren: gegen die Wand. Wenn ich mir, also wir uns erlauben, offen für Neues zu sein, können wir Lösungen erkennen. Solange unser Warum stark genug ist und wir uns dessen bewusst sind, findet sich auch immer ein Wie. Mag sein, dass bei mir jetzt nicht mehr alles so möglich ist, wie es vorher war, aber wenn ich mit Herzblut meine Träume verwirkliche, werden meine Möglichkeiten grenzenlos. Das ist ein allgemeines Phänomen. Und dazu gehört, dass wir auch akzeptieren, dass manches anders ist, und wir unseren Fokus auf die vielen weiteren, neuen Wege lenken dürfen.

Alternativen gegen den Schmerztiger

Gesundheit ist nicht alles,
aber ohne Gesundheit ist alles nichts.

ARTHUR SCHOPENHAUER

Ein großes Problem blieb auch nach der Reha noch bestehen: die Phantomschmerzen. Was auch immer die Ärzte mir rieten, ich probierte alles aus. Ich ging sogar in ein Münchner Schmerzzentrum, wo wir zum wiederholten Mal versuchten, mit einem anderen Cocktail aus Schmerzmittelmorphium den Tiger zu bändigen. Tagsüber verhielt er sich meist ziemlich ruhig, beim Einschlafen biss er allerdings mit seinen scharfen Zähnen nur so um sich. Meine Angst vor einer Morphiumabhängigkeit wuchs stetig.

Oder war ich es vielleicht schon? Mittlerweile arbeitete ich wieder. Ein Jahr hatte es gedauert, bis ich dazu – vor allem körperlich – wieder in der Lage gewesen war. Ich fing erst einmal mit nur wenigen Stunden an der Rezeption des Hotels, das mein Vater leitete, an. Der erste Gast, den ich eincheckte, hat sich bestimmt gefragt, was ich wohl eingeworfen hatte, so sehr, wie ich vor Freude strahlte. Endlich wieder arbeiten können! Ein riesiger Schritt zurück ins Leben. Aber wenn ich abends kein Morphium nahm, ließen mich die Schmerzen die halbe Nacht nicht schlafen, und ich war tagsüber furchtbar gerädert. Wenn ich es aber nahm, war ich den ganzen nächsten Tag neben der Spur. Es war ein schmaler Grat, wann ich es nehmen sollte und wann nicht. Das ließ mich verzweifeln, weil es mich in meiner Freiheit so sehr einschränkte. Eines Nachts, als es unerträglich war, stellte ich meinen Spiegel zwischen meine Beine, blickte von rechts hinein und schrie innerlich mein Gehirn an, dass mein linkes Bein noch da sei! Alles half nichts.

Ich wollte nicht den Rest meines Lebens von Morphium abhängig sein. Diesen Zustand wollte und konnte ich nicht akzeptieren. Aber was sollte ich tun? Ich hatte gefühlt schon alles ausprobiert. Alles außer alternative Heilmethoden. Durch Mami, die Heilpraktikerin gewesen war, hatte ich schon mal einen Einblick bekommen. Ich bin mir sicher, sie hätte mir helfen können und fehlte mir daher sehr. Ein Freund, der auch unter Phantomschmerzen litt, erzählte mir von einer Schamanin, die ihm geholfen hatte. Gleichzeitig berichtete mir mein Vater von Christl, die in ihrer Praxis Patient*innen mit Reiki behandelte. Diese japanische Alternativmedizin gehört zum Bereich der Energieheilung. Durch eine bestimmte Technik des Händeauflegens soll die Energie des Körpers in Balance gebracht werden, damit Heilung beginnen kann. Anfangs war ich ziemlich skeptisch. Wie sollte man etwas behandeln, wenn das, was schmerzte, nicht mehr da war? Auch wenn nicht alle alternativen Heilmethoden wissenschaftlich fundiert sind, war ich jedoch inzwischen so verzweifelt, dass ich allem eine Chance geben und offen für neue Behandlungsmöglichkeiten sein wollte. Meine Offenheit wurde belohnt. Nach wenigen Monaten ging es mir deutlich besser. Der Schmerztiger schaute immer seltener vorbei und biss nicht mehr ganz so kräftig zu, und das ist bis heute so.

Was mir letztlich geholfen hat, war eine Kombination aus verschiedenen Dingen. Dinge, die Körper, Seele und Geist zusammengebracht haben. Dazu gehören manuelle Behandlungen, eine perfekt angepasste Prothese, aufmerksame Therapeut*innen, mentales Training und nicht zuletzt die Liebe von Ecki und meinem Umfeld.

Ich war dankbar dafür, dass mir die alternativen Heilmethoden halfen und dass ich an die richtigen Therapeut*innen gekommen bin. Aber sie waren es nicht, die mich geheilt hatten. Sie hatten vielmehr meinem System die Kraft gegeben, sich selbst zu heilen. Denn es gibt sie, die Selbstheilungskräfte. Keine Frage, ohne Ärzte und Operationen hätte ich nicht überlebt. Aber die Erfahrung, auf einer anderen Ebene geheilt zu werden, zeigte mir, wie wichtig es war, beide Gebiete zu vereinen: die Schulmedizin mit der Naturheilkunde und den alternativen Heilmethoden. Das verstehe ich unter ganzheitlich. Die Ärzte hatten so einige Spätfolgen vorausgesagt – vom versteiften Sprunggelenk bis hin zum künstlichen Hüftgelenk. Das war anfangs ein großer Schock für mich. Heute weiß ich, dass sie zwar eine Diagnose stellen konnten, aber ich allein über meine Prognose entschied. Ich war niemals – auch bezüglich der Spätfolgen meines Unfalls – dem Schicksal ausgeliefert. Ich konnte selbst aktiv etwas für meine gesundheitliche Prognose tun.

Meine Begeisterung für die Naturheilkunde und dadurch, dass ich durch Mami damit aufgewachsen bin, haben mich dazu motiviert, mich als Heilpraktikerin ausbilden zu lassen. Mein Wunsch war es, meine wertvollen Erfahrungen mit anderen Menschen zu teilen. Sie auf ihrer Reise zu einer ganzheitlichen Heilung zu begleiten.

Es folgten zwei Jahre intensives Pauken für die Heilpraktikerschule und schließlich die Prüfung durch den Amtsarzt.

Der Amtsarzt sieht mich prüfend an und fragt: »So, Frau Wechsel, wie haben Sie sich auf die Prüfung vorbereitet, und warum möchten Sie Heilpraktikerin werden?« Ich atme tief durch und erkläre ihm ruhig, dass mir die Naturheilkunde bei einem starken körperlichen Leiden helfen konnte. Dass ich den menschlichen Körper in seiner ganzen Funktion verstehen und erkennen möchte, was Krankheiten wirklich verursacht.

Ich bestand die Prüfung und wollte, so glücklich wie ich war, die ganze Welt umarmen.

Dem Leben einen Sinn geben

Der Sinn des Lebens besteht darin, deine Gabe zu finden.
Der Zweck des Lebens ist, sie zu verschenken.

PABLO PICASSO

Meine Geschichte hat mir gezeigt, dass wir über eine innere Kraft verfügen, uns selbst zu heilen. Es faszinierte mich, wie die körperlichen, seelischen, geistigen, mentalen und emotionalen Teile zusammenhängen. Verändern wir unsere Gedanken, verändern wir damit unser Verhalten. Und mit den Verhaltensänderungen greifen wir in die biochemischen Abläufe unseres Körpers ein. Was wir fühlen und glauben, wirkt sich auf jede unserer Zellen aus. Wie wir mit uns selbst reden, hat einen Einfluss auf unser physisches Wohlbefinden. Auf gut Deutsch: Wir haben die Macht mitzureden, selbst zu bestimmen, wie wir uns fühlen. Um diese wertvollen Erkenntnisse und Erfahrungen an möglichst viele Menschen weitergeben zu können, eröffnete ich 2016 meine eigene Naturheilpraxis.

Zur selben Zeit räumten wir mein Elternhaus aus, und mir fielen die Arztberichte zu Mamis Krebserkrankung in die Hände. In mir wuchs der Wunsch, diese Krankheit von Grund auf verstehen zu wollen. Also nahm ich an Fortbildungen teil und fing an, in einer Praxis für biologische Krebstherapie zu arbeiten. Die Zeit dort war sehr intensiv. Viele der Patient*innen und ihre Geschichten wuchsen mir ans Herz. Die Mutter mit beidseitigem Brustkrebs und zwei kleinen Kindern oder der ältere Mann, der mit über 70 die Liebe seines Lebens kennenlernte und heiratete – der Krebs kennt kein Alter oder Geschlecht. Eines hatten aber all diese Menschen gemeinsam, obwohl ihre Lebensgeschichten grundverschieden waren: ihre Verletzlichkeit. Nicht wenige erkannten diese auch bei mir und fragten mich frei heraus, was mit meinem Bein geschehen war. Ich erzählte ihnen meine Geschichte, sie mir ihre, und so teilten wir unsere Verletzlichkeiten miteinander. Für viele war es schwer zu sehen, wie ihr Umfeld auf die Diagnose reagierte, denn für die meisten Menschen klingt das Wort Krebs pauschal wie ein Todesurteil. Ich ermutigte die Patient*innen immer, keinesfalls die Hoffnung aufzugeben – was nichts damit zu tun hatte, dass ich »falsche« Hoffnungen wecken wollte. Denn: Ja, es sterben viele Menschen an Krebs – nicht zuletzt Mami –, aber es werden auch viele Menschen geheilt. Durch meine eigene Geschichte weiß ich, wie wichtig positive Gedanken für den Heilungsprozess sind – und dieses Wissen wollte ich teilen. Ich freute mich aufrichtig für jede*n Einzelne*n, die*der eine Besserung spürte oder sogar geheilt wurde. Ebenso berührte es mich, wie sich einige Patient*innen im Endstadium der Krankheit haben begleiten lassen. Sie erzählten ganz offen aus ihrem Leben, darüber, was ihnen Freude gemacht hatte oder was sie bereuten nicht getan zu haben. Das waren meist Punkte wie ausstehende Versöhnungen mit jemandem oder nie gestandene Lieben. Meiner Meinung nach zeigte das auch wieder, warum man nicht im Streit mit seinen Lieben auseinandergehen, aber großzügig mit Liebesbekundungen sein sollte.

Ein Patient ist mir aus dieser Zeit besonders in Erinnerung geblieben: Er spürte, dass seine Zeit langsam zu Ende ging, und sagte mir, wie dankbar er für sein ganzes Leben sei. Dass er in Frieden gehen könne, weil er wisse, dass er sein Leben nach seinen Vorstellungen und seinen Träumen gelebt hatte. Er erklärte mir, dass wir oft im Laufe des Lebens die gesellschaftliche Definition von Erfolg übernahmen. Dass wir uns gar nicht mehr selbst fragten, was Erfolg denn für uns bedeutete. Aber jeder Mensch müsse selbst entscheiden, was er unter Erfolg verstehe. Er war felsenfest davon überzeugt, dass ihn Petrus am Himmelstor nicht nach einem lückenlosen Lebenslauf oder nach dem Kontoauszug fragen würde. Stattdessen würde er ihn fragen, ob er seinem authentischen Lebensweg und seiner eigenen Definition von Erfolg gefolgt sei. Ich stimme ihm aus vollem Herzen zu: Was das ist, kann jede*r nur für sich selbst definieren.

Mit meiner Arbeit als Heilpraktikerin hatte ich meine Berufung gefunden, und das verbuche ich für mich als Erfolg. Ich übte nun etwas aus, an das ich fest glaubte, das mich erfüllte und bereicherte, und mit dem ich anderen Menschen helfen konnte. In meiner Praxis hatte ich mich auf Frauenheilkunde und Kinderwunsch spezialisiert, aber ich wollte auch immer anderen amputierten Menschen mit meinen Erfahrungen helfen. Ich konnte bereits in meiner Praxis sehen, wie wertvoll es gerade für frisch Amputierte ist, mit jemandem zu sprechen, der genau das Gleiche erlebt hat. Daher wollte ich noch mehr in diese Richtung gehen. Und so kam ich zum sogenannten PiK-Projekt.

Das PiK-Projekt: als Peer im Krankenhaus

Im Jahr 2017 lernte ich über Instagram Daniela kennen. Sie wohnt wie ich in München und ist beidseitig unterschenkelamputiert. Über ihren Blog stieß ich dann auf das PiK-Projekt, das 2010 an der Berliner Unfallklinik ins Leben gerufen wurde. PiK bedeutet »Peers im Krankenhaus«, und es geht darum, dass frisch amputierte Menschen von Gleichgesinnten beraten werden – zusätzlich zur psychologischen Betreuung. Ich war von Anfang an begeistert von diesem Projekt! Wie oft hätte ich mir gerade in der Anfangszeit nach meiner Amputation jemanden gewünscht, der weiß, wovon er spricht, und mir dementsprechend ehrlich meine Fragen beantworten kann. Ich erinnere mich an eine Aussage eines australischen Arztes. Er sagte zu mir, wir würden das nächste Mal, wenn wir uns wiedersähen, miteinander tanzen. Das war natürlich lieb gemeint, denn er wollte mir damit Mut machen, aber ich dachte mir nur, dass er gut reden hatte – mit seinen zwei gesunden Beinen. Wie gerne hätte ich jemanden an meiner Seite gehabt, der meine Ängste, Sorgen und Zweifel verstehen könnte, weil er das Gleiche auch schon gefühlt hätte. Ich erinnerte mich daran, wie viel Kraft mir allein der Artikel über Sarah Reinertsen gegeben hatte, und beschloss, selbst zum Peer zu werden. Ich nahm an einer Schulung an der Berliner Unfallklinik teil, neben mir Daniela, mit der ich seitdem sehr gut befreundet bin.

Inzwischen beraten wir ehrenamtlich Betroffene in München und Umgebung, meist bin ich an der Klinik, an der ich selbst so viel Zeit verbracht habe: der Unfallklinik Murnau. Es ist so ein schönes Gefühl zu spüren, wie wertvoll unsere Beratung für andere Betroffene ist. Einerseits wegen all der bürokratischen Fragen rund um Themen wie den Schwerbehindertenausweis, diverse Anträge, der Wohnberechtigung usw., aber vor allem auch wegen des Gefühls, mit jemandem offen reden zu können, der das alles nachvollziehen kann. Man begegnet sich auf Augenhöhe, redet nicht um den heißen Brei herum und schenkt sich gegenseitig Mitgefühl und Verständnis. Es kommt so ziemlich alles zur Sprache: von den richtigen Schuhen über das Autofahren mit Prothese bis hin zur Sexualität. Ich halte diesen Austausch für extrem wichtig – für beide Seiten. Auf Wunsch können auch Angehörige beim Gespräch dabei sein, denn allzu oft fehlen auch ihnen die nötigen Antworten zum Umgang mit einer frisch amputierten Person. Von Anfang an offen über Unsicherheiten zu sprechen kann so viele Missverständnisse verhindern.

Unser Ziel als Peer ist es, betroffenen Menschen Mut zu machen, indem wir ihnen einen realistischen, authentischen Blick auf das Leben mit Prothese vermitteln. Allgemeine Sätze à la »Heutzutage gibt es so tolle Prothesen, mit denen ist alles möglich«, wie man sie in den Medien gerne hört, sind wenig hilfreich. Es geht immer um den individuellen Fall jedes Einzelnen. Für mich ist es beim Gespräch wichtig, die Sichtweise der Patient*innen im Fokus zu haben. Ich möchte deren Leben, Zweifel und Probleme durch ihre Augen sehen, damit ich ihnen helfen kann, ihr neues Leben bestmöglich zu gestalten. Ich selbst darf dabei nie das Maß aller Dinge sein – meine Geschichte ist nicht ihre Geschichte.

Ein weiterer positiver Aspekt des PiK-Projekts ist, dass wir damit das ärztliche, physiotherapeutische und psychologische System unterstützen können, da wir bei der Arbeit mit Amputierten helfen. So berate ich auch Menschen vor einer Amputation, wenn es darum geht, ob sie sich beispielsweise ein Bein abnehmen lassen sollen. Aber wie gesagt: Ich kann nur meine Erfahrungen, meine Geschichte und meine Gefühle teilen und diejenigen – so gut es geht – unterstützen. Die Entscheidungen müssen letztlich alle selbst treffen. Unsere große Vision ist es, möglichst viele Kliniken für das PiK-Projekt zu begeistern, denn wir haben gesehen, welch eine Unterstützung das nicht nur für die Betroffenen selbst, sondern auch für die Kliniken ist.

Zurück in meinem Element – mit der Prothese um die Welt

Als ich mich nach dem Zürifäscht langsam, aber sicher wieder in meinem Alltag zurechtgefunden hatte und immer mobiler wurde, kam sie zurück: meine Reiselust. Mein Herzenswunsch, endlich die Weltreise nachzuholen, wurde immer stärker. Aber mir war klar: Das ging nur in kleinen Etappen. Ich fing also damit an, meine Familie und Freunde in der Schweiz zu besuchen, und hätte am Anfang am liebsten meinen gesamten Hausrat mitgenommen – so unsicher war ich noch bei dem Thema Reisen mit Prothese. Mein Hocker zum Duschen, meine Krücken, meine Medikamente? Klar, das musste alles mit! Mein erster Flug nach der Amputation ging von Berlin nach München. Bei der Sicherheitskontrolle piepste diese natürlich total laut los. Die Securitydame schaute mich entsetzt an, ich wurde nervös. Leichte Panik machte sich breit, ich hatte doch penibel alle Taschen ausgeleert, oder etwa nicht? »Haben Sie irgendwo Metall am Körper?«, fragte sie mich. »Oh. Ach ja, ich habe ja eine Prothese!«, rief ich kopfschüttelnd und musste über mich selbst lachen. Wie hatte ich das vergessen können? Reisen mit Prothese war definitiv Übungssache.

Und wie ich übte. Ein Flug ist mir dabei besonders im Gedächtnis geblieben: von München nach Bali. Über meine Freundin Katia, die bei einer Fluggesellschaft arbeitet, flog ich das erste Mal in der Businessclass, weil sie jemanden zu besonderen Konditionen mitnehmen konnte. Das Ganze war ein richtiges Abenteuer, da wir »Stand-by« flogen und somit bei jedem Umstieg zittern mussten, ob wir wieder mitgenommen würden, also noch spontan mit reinpassten. Doch wir hatten Glück, alles klappte – bis auf den letzten Flug ab Singapur. Wir befanden uns schon auf der Startbahn, als alle aufgrund eines technischen Problems wieder aussteigen mussten. Zwei Tage später kamen wir dann erschöpft, aber glücklich auf Bali an. Nur unser Gepäck nicht. Unter normalen Umständen ist das schon nervig – für mich war es eine Katastrophe, denn in meinem Koffer befand sich mein gesamtes Equipment: Badeprothese, Ersatzprothese, Ersatzkniekappen und der Liner. Also meine gesamte Mobilität. Mein Herz raste: Oh Gott, wo ist nur mein Koffer? Der Inhalt war ca. 15.000 Euro wert! Und was sollte ich ohne meine Sachen machen, hier im Badeurlaub?

Glücklicherweise fanden wir heraus, dass unsere Koffer aufgrund eines Systemfehlers noch in Frankfurt standen und uns in zwei Tagen nachgeliefert werden würden. Seit diesem Erlebnis habe ich nicht nur eine zusätzliche Unterhose im Handgepäck, sondern auch mein gesamtes Prothesenequipment. Und dieses Handgepäck verteidige ich mit meinem Leben. Als man es mir einmal abnehmen wollte, um es doch noch einzuchecken, meinte Ecki zu den Securitymenschen: »Glauben Sie mir, diese Frau wird ihr Handgepäck niemals abgeben. Da sind ihre Beine drin!« Daraufhin kamen keine weiteren Fragen mehr ...

Eine der größten Herausforderungen beim Reisen war herauszufinden, wie ich am besten mobil sein konnte. Ich war nach wie vor mit Leib und Seele Backpackerin, weil man meiner Meinung nach so die meisten und intensivsten Eindrücke von den Reisezielen bekam. Den ganzen Tag mit Prothese in einer Stadt wie Bangkok unterwegs zu sein – in heiß-schwüler Luft und mit 80 Prozent Luftfeuchtigkeit –, war aber kein großer Spaß. Also war Kreativität gefragt. So entdeckte ich neben Bus, Bahn und Auto auch die etwas anderen Transportmittel zum Reisen – wie etwa ein Tuk-Tuk (eine Autorikscha) in Myanmar, einen Elefanten in Thailand, einen Roller in Kambodscha, eine Fußgängerrikscha in Vietnam, ein Amphibienfahrzeug (Bus-Boot-Hybrid, das nicht nur auf den Straßen, sondern auch im Wasser unterwegs ist) im kanadischen Nova Scotia, ein Minimotorboot in Belize, das eher einer Eierschale ähnelte, und den Old-Fashion-Style in Kolumbien: zu Pferd.

In Kolumbien lernte ich neben anderen Transportmitteln auch gleich ganz andere Sphären kennen, denn dort wollte ich den Chicamocha Canyon aus der Luft bewundern. Also ging es mit meiner Cousine Corina zum Paragliding. Corina hatte von Anfang an davon geträumt, mit mir zusammen einen Tandemsprung zu wagen – für mich kam das nicht infrage. Von meinem Tandemflug in Neuseeland wusste ich, dass man bei Start und Landung rennen musste. Außerdem hatte ich bereits bei einer Achterbahnfahrt aufgrund der Fliehkräfte beinahe meine Prothese verloren, und allein der Gedanke, dass mein Bein jemandem auf den Kopf hätte knallen können, trieb mir den Schweiß auf die Stirn. Nein, ich würde Corina zu ihrem Abenteuer begleiten und von unten zuschauen.

Kurz bevor es losgehen sollte, kam sie aufgeregt zu mir gelaufen: »Tina, wir haben eine Lösung gefunden, wie du doch paragliden kannst!« – »Das hatten wir doch schon. Ich trau mich mit der Prothese nicht«, erwiderte ich traurig. »Ja, und deswegen fliegst du einfach ohne Bein!« Wie, ohne Bein? Wie sollte das gehen? Wie sollte ich beim Start losrennen, und wie sollten wir dann landen? Die Crew erklärte mir, dass sie erst vor zwei Wochen mit einem anderen Amputierten geflogen sei und das schon hinkriegen würde. Kurze Zeit später stand ich – noch auf zwei Beinen – auf dem Gipfel. Links hielt mich einer fest, rechts ein anderer. Und Corina meine Prothese. Und schon war ich in der Luft. Aus dem Stand heraus! Am Schluss landete ich einfach butterweich auf meinem Allerwertesten. Ohne Corinas festen Glauben, dass es irgendwie funktionieren würde, wäre ich dem Leben meiner Hummeln nie so nahegekommen. Nachdem Ecki später seinen Tandemschein gemacht hatte, war ich die Erste, die mit ihm flog – im Zillertal über die wunderschönen Alpen.

Weiter ging es in andere Sphären und Elemente. Mit Anna reiste ich nach Thailand und saugte die ganzen Eindrücke geradezu in mich auf. Nach einer Woche zu zweit durch den Norden des Landes schloss sich mein Bruder uns an, und wir fuhren auf die Inseln. Ohne festes Ziel ließen wir uns treiben und waren für alles offen. Ich liebe es, so zu reisen, weil ich nie wissen kann, was und wen ich kennenlernen werde.

Wenige Tage später war ich beispielsweise in 15 Metern Tiefe an einem wunderschönen Korallenriff und machte die Bekanntschaft mit Nemo und seinen Freunden. »Tina, ich habe uns für einen Tauchschein angemeldet!«, strahlte Thomas mich an. Er wusste, dass sich das Projekt Tauchschein seit dem Great Barrier Reef ganz oben auf meiner Bucket List befand. Aber ich zweifelte. War das mit Prothese überhaupt möglich? Man musste nämlich einen Fragebogen zur gesundheitlichen Verfassung ausfüllen. Viele Felder, die vor meinem Unfall noch ein »Nein« bekommen hätten, bekamen jetzt ein »Ja«. Ich schluckte. Aber oft schickt einem Mr. Schicksal im Leben dann die Menschen vorbei, die man in diesem Moment braucht: mir also jetzt Dirk, meinen ersten Tauchlehrer. Ein Baum von einem Kerl, stark tätowiert, der aus Deutschland nach Thailand ausgewandert war und hier mit Frau und Kind lebte. Ich vertraute ihm von Anfang an, weil er überaus feinfühlig mit meiner »Andersartigkeit« umging und kein einziges Mal fragte, was mir denn mit meinem Bein passiert war. Das war einfach unwichtig für ihn. Er wollte nur, dass ich mich unter Wasser wohlfühlte – und wie das für mich am besten ging, mussten wir erst einmal herausfinden.

Die ersten zwei Tage übten wir im Pool. Mit meiner Badeprothese klappte es nicht, weil sie Auftrieb hatte, ich deswegen zur Seite kippte und leichte Schmerzen im kleinen Bein bekam.

»Gut, dann probieren wir es ohne«, schlug Dirk motiviert vor. Ich sah in Gedanken kurz das Problem vor mir, ohne Prothese ins Boot oder Wasser zu kommen, atmete aber tief durch und nahm mir eins nach dem anderen vor. Thomas und Anna waren mit ihren Tauchübungen im Pool schon fertig, ich aber hatte noch mit meinen zu kämpfen. »Du ziehst so lange im Wasser deine Tarierungsjacke an und aus, bis du es allein schaffst«, sagte Dirk. »Es ist wichtig zu wissen, dass gerade du alles auch allein schaffen kannst!« Für diese Aussage hatte ich Dirk sofort ins Herz geschlossen. Weil er an mich glaubte – und mir dabei half, es auch zu tun. Am nächsten Tag ging es aufs Meer: Der erste Tauchgang stand an.

Mein Herz klopft, meine Hände sind feucht. Alles ist noch so neu, und der Gedanke, wie ich es später ohne Prothese wieder ins Boot schaffen soll, hat sich noch nicht komplett verabschiedet. »3, 2, 1, spring!«, ruft Dirk mir aus dem Wasser zu. In der Hand hält er meine Tarierungsjacke inklusive Tauchflasche. Ich atme tief ein, fasse mir ein Herz und springe. Mein Herz pocht immer noch wie verrückt, als ich die Tarierungsjacke anziehe und endlich abtauche. Plötzlich ist es ganz still. Alle Sorgen, das Getöse der Wellen, die Stimmen der anderen – alles ist auf einmal weit weg. Das Einzige, was ich höre, ist mein Atem. In mir breitet sich eine neue Ruhe aus, als ich in diese einzigartige Welt eintauche. Dieser Moment hier hat mein Körpergefühl für immer verändert. Ich schwebe zum ersten Mal, fühle mich völlig schwerelos. Die körperlichen Herausforderungen spielen unter Wasser keine Rolle, und ich fühle mich unfassbar frei. Durch die bewusste Atmung falle ich in eine Art meditativen Zustand. Unter Wasser zu sein schafft völlig neue Freiräume für mich. Auch – oder vor allem – im Kopf. Seit diesem ersten Tauchgang tauche ich leidenschaftlich gern. Nirgendwo anders fühle ich mich so als ein Teil des großen Ozeans wie hier.

Sieben Jahre später stehe ich am Beckenrand eines Schwimmbads. Ich bin Betreuerin eines Kinder- und Jugendcamps für Kinder mit Amputationen und Gliedmaßenfehlbildungen. Jedes Jahr organisiert der Bundesverband für Menschen mit Arm- oder Beinamputationen dieses Camp. Ich helfe den Kids in ihre Tarierungsjacken, damit sie auch dieses befreiende Gefühl der Schwerelosigkeit erleben können. Es ist schön zu sehen, was dieses Camp bewirkt. Die Kinder bekommen das Gefühl, mit ihrer Andersartigkeit nicht allein zu sein, und können sich endlich ganz normal fühlen. Sie stechen nicht heraus, weil ihnen ein Bein, ein Arm oder eine Hand fehlt. Hier wird ihre Leistung auch nicht als etwas Außergewöhnliches angesehen, denn sie sind einfach Kinder, die Spaß haben und das tun, worauf sie Lust haben. Sie lernen ihre »Andersartigkeit« als normal anzusehen, statt nach Perfektion zu streben. Ich denke, das sollten wir allen Kindern mit auf den Weg geben. Denn es geht nicht um Perfektion, es wird der eine oder andere Schicksalsberg zu erklimmen sein, und das ist völlig in Ordnung. Wir sollten ihnen mitgeben, dass sie immer geliebt werden – und dass sie auf dem Weg nach oben nicht allein sind, sondern treue Wandergefährten an ihrer Seite haben.

Drei Jahre nach meinem Unfall reiste ich erneut nach Down Under. Papi begleitete mich, denn der eigentliche Grund für die Reise waren Termine mit Ärzten und Anwälten wegen des Unfalls. Ich beschloss, den Aufenthalt um vier weitere Wochen für einen Urlaub zu verlängern. Zuerst wollte ich zum Ayers Rock fahren, weil mich dieser Ort nach wie vor magisch anzog, aber die Wunden waren noch zu frisch, und ich brachte es nicht übers Herz. Stattdessen erkundete ich die West- und Südküste. Eine unvergessliche Zeit.

Der wohl intensivste Moment war, als ich mit meinem Vater die Intensivstation im Royal Adelaide Hospital besuchte. Innerhalb von wenigen Minuten machte es die Runde, dass ich da sei, und es bildete sich eine Menschentraube um uns. Ich konnte es kaum glauben: ALLE erinnerten sich noch an mich. Seit drei Jahren hing am schwarzen Brett ein Foto von mir auf dem Oktoberfest, das mein Vater ein halbes Jahr nach dem Unfall geschossen und den Menschen auf der Intensivstation geschickt hatte. Plötzlich sah ich am Ende des Gangs jemanden stehen: Alex! Sie arbeitete immer noch hier. Als wir uns umarmten, liefen uns die Tränen über die Gesichter. Allein dass ich sie im Stehen umarmen konnte, bedeutete uns unfassbar viel.

Als in Perth das Flugzeug wieder Richtung Heimat abhob, kamen mir erneut die Tränen. Einerseits, weil ich traurig war, diesen wundervollen Kontinent verlassen zu müssen, andererseits aus Dankbarkeit und Freude darüber, so intensive Begegnungen erlebt zu haben – und dieses Mal gesund und glücklich im Flugzeug zu sitzen.

Nach unserer ersten Reise durch Namibia und Südafrika waren Ecki und ich uns einig: Wer einmal in Afrika war, trägt diesen Kontinent für immer im Herzen. Und so reisen wir mittlerweile jedes Jahr aufs Neue dorthin. Während unserer ersten Reise 2013 fühlte sich für mich alles ganz neu und abenteuerlich an: Wir waren mit einem Allradjeep und Zeltdach unterwegs. Fuhren durch weite, wunderschöne Landschaften. Teilweise erinnerte mich der rote Sand, das Geröll und die Tatsache, dass man meilenweit niemandem begegnete, an das australische Outback. Und die ganzen Schotterpisten... Es dauert eine Weile, bis ich mich wirklich darauf einlassen und es genießen konnte.

Ein Ziel in Namibia konnte ich kaum erwarten: die orangeroten Sanddünen in Sossusvlei. Sie sind Teil der ältesten Wüste der Welt. Wir übernachteten auf dem Campingplatz direkt im Park, weshalb wir eine Stunde vor Sonnenaufgang in den Namib-Naukluft-Nationalpark fahren konnten. Um 4.30 Uhr klingelte der Wecker. Noch ziemlich verschlafen packten Ecki und ich unsere Sachen zusammen, um pünktlich zur Öffnung am Gate zu stehen. Unser Ziel: Wir wollten unter den Ersten sein, die den Sonnenaufgang auf der Düne 45 erlebten. Nach einer zwanzigminütigen Fahrt erreichten wir unser Ziel. Da war sie: eine reine Sanddüne, 180 Meter hoch. »Okay. Ich schaffe das. Ich muss das schaffen!«, motivierte ich mich selbst, denn eine Düne hochzulaufen bedeutet, einen Schritt zu gehen und zwei wieder zurückzurutschen. Das war schon mit zwei gesunden Beinen mühsam, aber mit Prothese eine schweißtreibende Angelegenheit. Zum Glück war es früh am Morgen und noch nicht heiß. Trotzdem ging mir etwa auf der Hälfte die Puste aus. Ecki ging vor mir, zog eine Spur und streckte mir seine Handflächen nach hinten, auf die ich mich stützen konnte. Zusammen schafften wir es so rechtzeitig zum Sonnenaufgang und setzten uns nebeneinander auf den Kamm.

Es war und ist kein Geheimnis, dass ich ein Faible für Sonnenauf- und -untergänge habe, aber was nun folgte, war definitiv eines der schönsten Naturspektakel, die ich jemals zu sehen bekommen habe: Von den ersten Sonnenstrahlen am Horizont wurden die umliegenden Sanddünen angestrahlt und absorbierten auf ganz besondere Art und Weise das erste Morgenlicht. Die gesamte Wüste wurde dadurch lebendig. Das Farb- und Schattenspiel war schlicht überwältigend, es veränderte sich vor meinen Augen stets aufs Neue. Durch die orangerot leuchtenden Farben hatte es den Anschein, als würde die Wüste Feuer fangen. »Christina, willst du mich heiraten?«, höre ich plötzlich Eckis Stimme. Ich blicke auf. Er kniet vor mir und hält an diesem besonderen Ort um meine Hand an!

Zehn Monate später. Wir feiern an einem wunderbaren Ort am Chiemsee eine riesige Party – mit unseren Freunden und Familien. Kurz bevor ich in meinem weißen Kleid zum Altar laufe, sehe ich an der Tür jemanden stehen. Eine Person, die ich seit nunmehr neun Jahren nicht gesehen habe: Lee hatte damals meine Hand gehalten, als ich auf der Intensivstation in Australien zu mir gekommen war. Und schon damals hatte sie mir versprochen, dass sie nach Deutschland kommen würde, sollte ich mal heiraten. Und dieses Versprechen hält sie nun. Als wir nach der Trauung alle am See stehen, leuchtet der Himmel. Es sieht aus, als würde er brennen – mit all seinen Orange- und Rottönen. In diesem Moment muss ich an Mami denken. Ich weiß, es ist ihr Geschenk, das in dem Moment am Himmel zu sehen ist.

Von allen südostasiatischen Ländern hat mich besonders Myanmar innerlich am meisten verändert und in seinen Bann gezogen. Der Buddhismus zeigt sich hier so deutlich wie sonst nirgends: überall Klöster, Tempel, Pagoden und Mönche in roten Gewändern. Gemeinsam mit meinem alten Schulfreund Johannes erkundete ich mit den Rädern ein Dorf. Autos, geteerte Straßen und Stromleitungen sah man hier kaum, dafür kamen hier auch mal frei laufende Kühe als Gegenverkehr vor. Am Fluss wuschen Frauen die Wäsche, während die Kinder neugierig um uns herumsprangen und Fotos mit uns machen wollten. Alles wirkte ursprünglich, gleichzeitig herrschte hier eine authentische Gastfreundschaft, sodass man sich sofort willkommen fühlte. Ganz ursprünglich war auch der Bus, mit dem wir nach Bagan, der Stadt mit über 2000 Pagoden, fuhren. Ich habe noch nie so einen alten Bus gesehen. Das Gepäck wurde auf das Dach verfrachtet – klar, kein Problem mit meinem »unwichtigen« Inhalt. Was folgte, waren äußerst abenteuerliche zehn Stunden. Aber wie heißt es schließlich so schön? Der Weg ist das Ziel.

Als wir in Myanmar angekommen waren, hatte das Land erst wenige Monate zuvor die Grenzen geöffnet. Es hat sich definitiv gelohnt, kurz danach hinzureisen. Wir fuhren mit einer

Pferdekutsche zu einer Pagode, und wir stiegen bei schlappen 40 Grad auf das Bauwerk (was man damals noch durfte). Leichter Wind kam auf, und was wir dann erlebten, lässt sich nur mit einem Wort beschreiben: Magie. Wir beobachteten die untergehende Sonne, wie sie mit ihrem Licht Hunderte von Tempeln und Pagoden in allen erdenklichen Rottönen erstrahlen ließ. Selbst ich als Fachfrau für Sonnenauf- und -untergänge hatte so etwas Außergewöhnliches noch nie gesehen.

Der letzte Stopp auf unserer Route, bevor es leider wieder nach Hause gehen sollte, war die Shwedagon-Pagode in Yangon. Sie ist mit geschätzten 60 Tonnen Blattgold bedeckt, und ihre Spitze ist mit Tausenden von Diamanten, Rubinen und Saphiren verziert. Aber das es war nicht, was ihr diese besondere Aura verlieh: Es war die buddhistische Stimmung, die Klänge und der Gesang der Mönche und Nonnen. Ich sog alles in mich auf. Wir lernten dort einen Schweizer kennen, mit dem wir die letzten Tage verbrachten. Mir fiel sofort seine innere Ruhe auf, seine Gelassenheit. Als ich ihn darauf ansprach, erzählte er mir von der Vipassana-Meditation nach S. N. Goenka, der wohl ursprünglichsten Meditationstechnik Buddhas.

Ein Jahr später. Ich sitze mit Hunderten anderen in einem Meditationszentrum. Nein, nicht in Asien, sondern im guten alten Bayern. Als ich meinen Freunden davon erzählt hatte, eine zehntägige Vipassana-Meditation machen zu wollen, erntete ich nur ungläubiges Kopfschütteln. »Ausgerechnet du willst zehn Tage lang in völliger Stille sitzen? Na, das wird deine Hummeln freuen!« Ja, ich werde zehn Tage in völliger Stille sitzen, ohne Handy, ohne Lesestoff, ohne Kommunikation. Was mich selbst überrascht: Das ist nicht die große Herausforderung für mich. Am schwersten ist es stattdessen, zehn Tage lang keinen Sport machen zu können. Ich realisiere zum ersten Mal, mit welchem »Monkey Mind« ich die ganze Zeit zu tun habe – unbewusste Gedanken, die ständig bestimmte Gefühle auslösen.

Dank dieser zehntägigen Meditationserfahrung kam ich in tiefen Kontakt zu mir selbst. Es war, als hätte ich mit einer Lampe in die verborgensten Ecken meiner eigenen Individualität geleuchtet. Mir wurde bewusst, dass wohl die wichtigste Reise im Leben die zu einem selbst ist. In der Meditation nahm ich Kontakt zu einem Teil meines Bewusstseins auf, von dem ich unendlich viel Kraft und Energie schöpfen kann. Ich erreichte mehr geistige Klarheit und somit neue Denkweisen und positive Einstellungen. Letztlich fand ich für mich den Sinn meines Lebens und meinen Beruf.

Narben

Hast du Narben am Körper, hast du gelebt,
hast du Narben auf der Seele, hast du geliebt.

UNBEKANNTE QUELLE

Die letzten 15 Jahre haben Narben hinterlassen. Ziemlich viele sichtbare und einige, die man von außen nicht sieht. Mich erinnert jede einzelne meiner Narben an etwas Bestimmtes: an innere Stärke, Selbstheilungskräfte, Resilienz. Für mich sind es Held*innennarben. Wenn ich mich also in der Öffentlichkeit im Bikini zeige, trage ich sie mittlerweile mit Stolz. Sie erinnern mich an meine innere Stärke, daran, dass ich nie aufgegeben habe. Dass sich das Kämpfen gelohnt hat. Sie erinnern mich daran, dass keine Narbe umsonst war, vor allem die Narben an meinen Oberschenkeln, die nur entstanden, um das linke Bein zu rekonstruieren. Die Rekonstruktionsoperation hat zweimal nicht geklappt, sodass das Bein amputiert werden musste, aber diese Narben zeigen mir, dass ich vorher alle anderen Optionen ausgeschöpft habe. Jede Narbe steht für etwas, was mir durch diese Schicksalsschläge bewusst wurde und was mir im Leben bisher geschenkt wurde.

Eine Narbe steht dafür, dass die wichtigste und schönste Reise die zu einem selbst ist. Dass man die Träume nicht an einem greifbaren Ort aufbewahrt, in keiner Stadt, in keinem Land oder bei einem anderen Menschen, sondern im eigenen Herzen. Wenn ich mein Leben als große Reise betrachte, hat sie lange vor dem Uluru begonnen, und sie wird auch dort nicht enden. Nach all den Erfahrungen, die ich machen durfte, weiß ich besser denn je, dass das Glück nicht am Ende eines Weges liegt, sondern dass es darum geht, die eigenen Träume zu verwirklichen. Das ist die eigentliche Reise.

Eine weitere Narbe steht für das Vertrauen darin, dass auch nach der größten Verzweiflung Positives entstehen kann – das vertreibt die Angst. Gerade in den Momenten größter Verzweiflung hat man die Chance, sein wahres Selbst zu finden.

Die nächste Narbe wird mich immer daran erinnern, dass nichts von heute auf morgen passiert. Alles ist ein Prozess und hört nie auf – unser Leben lang.

Eine Narbe steht dafür, dass ich gelernt habe, dankbar zu sein und jeden Tag als Chance für einen Neuanfang zu sehen.

Die andere Narbe ist ein Zeichen dafür, dass es nicht die Zeit ist, die alle Wunden heilt, es ist die Liebe! Die Liebe meiner Familie und meiner Freunde. Die Liebe in mir selbst, die nach außen getragen wird und von den Menschen um mich reflektiert wird.

Eine weitere Narbe erinnert mich daran, dass Schicksalsschläge zum Leben dazugehören. Das ist eine Tatsache, die ich nicht ändern kann. Es geht nicht darum, was mir passiert ist, sondern wie ich darauf reagiert habe und weiterhin reagiere – mit dem kraftvollsten Geschenk überhaupt: mit meinem freien Willen.

Eine andere Narbe erinnert mich daran, dass der Sinn des Lebens darin besteht, selbst dem Leben einen Sinn zu geben. Indem ich meine Gabe herausfand und erkannte, wie ich mit ihr der Welt dienen konnte. Die Narbe, die zeigt, dass Trauern ein wichtiger Prozess ist, durch den man Heilung finden kann und der einem letztlich zeigt, wie sehr man die Person, um die man trauert, liebt.

Und dann ist da eine Narbe, die mir jeden Tag vor Augen hält, dass vielleicht ein Teil meines Flügels gestutzt wurde, aber das, was mich zum Fliegen bringt, mein Spirit ist, mein wahres Ich. Das kann niemand amputieren. Letztlich habe ich nichts verloren, sondern ein neues Leben gewonnen. Meine wahre Essenz ist unantastbar und vollkommen.

Nicht zuletzt gibt es aber auch noch meine Prothese, die mich täglich daran erinnert, wie wichtig es ist, die eigenen Träume zu verwirklichen und all die schönen Reisen zu unternehmen, die man sich immer vorgenommen hatte. Sie trägt mich, meine Träume und meine Erinnerungen durch die Welt.

Outro

Es ist Ende September, aber Petrus möchte wohl mit dem Herbst noch ein bisschen warten. Die Sonne scheint von einem strahlend blauen Himmel, und es ist spätsommerlich warm. Ich streiche mit der Hand meinen kurzen weißen Tennisrock glatt. Zwölf Jahre lang hatte er im Schrank gelegen und geduldig darauf gewartet, dass er wieder zum Einsatz kommen würde. Seit ich an diesem Nachmittag das erste Mal meine Tennistasche gepackt habe, schwirren meine Hummeln wild umher. Der Geruch des Granulats an meinen Tennisschuhen, dem die lange Pause nichts anhaben konnte. Der Schläger, der sich in meiner Hand fremd und doch so vertraut anfühlt. Ich staune darüber, wie gut die Bespannung noch ist. Langsam, fast schon andächtig ziehe ich eine Dose mit neuen Tennisbällen aus der Tasche, öffne sie und lasse mir den vertrauten Filzgeruch in die Nase steigen. Allein das versetzt mich in Gedanken in die Zeit meiner Punktspiele zurück. Ich atme tief durch und gehe voller Vorfreude auf den Platz, auf dem Lena bereits auf mich wartet.

Nach meinem Unfall hatte ich drei Anläufe gewagt, wieder mit dem Tennisspielen anzufangen. Jedes Mal war ich erneut darüber frustriert, dass es einfach nicht mehr so ging wie früher. Es war anscheinend der einzige Sport, den ich nach der Amputation nicht mehr machen konnte. Also ließ ich es schließlich bleiben. Doch jedes Mal, wenn ich einen Tennisplatz sah, versetzte es mir einen Stich. Bis ich eines Tages einen Mann traf, der beidseitig unterschenkelamputiert war und trotzdem Tennis spielte. Er verriet mir, dass es bei ihm mit der

Sportprothese ganz gut klappte. Das weckte meine Neugier und pushte mich zugleich. Vielleicht sollte ich es doch noch einmal probieren?

Nervös und vorfreudig stehe ich an der Mittellinie. Lena und ich spielen uns zuerst ganz easy gegenseitig die Bälle zu. Lena, die damals mit mir in der Tennismannschaft gewesen war, hat auch seit zwölf Jahren nicht mehr gespielt, was ich als tiefe Loyalität mir gegenüber empfinde. Ich atme die klare Herbstluft ein, und nach einiger Zeit beschließen wir, auf das große Feld zu wechseln und dort zu spielen. Ich bin erstaunt und glücklich darüber, wie gut es läuft, vor allem meine Rückhand longline scheint die lange Pause unbeschadet überstanden zu haben. Lena und ich spielen uns die Bälle immer selbstbewusster und schneller zu, mir wird richtig warm, und eine wohlige Zufriedenheit breitet sich in mir aus, während langsam die Dämmerung anbricht und den Platz in ein wunderschönes Licht taucht.

Nach dem Spiel betrachte ich nachdenklich den roten Sand auf meinen Beinen. Irgendwie ist es immer wieder der rote Sand, der mich daran erinnert, meine Träume nicht aufzugeben. So lange daran zu glauben, bis sie wahr werden. Apropos roter Sand, da war ja noch etwas.

Ich stütze mich auf meinen Schläger, lächle Lena an und sage: »Du, übrigens, ich habe heute Morgen meinen Flug an den Uluru gebucht!«

Nachwort

Dieses Buch hat mich viel Mut gekostet, um mich so zu zeigen, wie ich bin und wie ich die Welt durch meine Augen betrachte. Es war eine Reise durch mein bisheriges Leben mit allen Höhen und Tiefen, mit Schmerz, Glück, Erfüllung, Liebe, viel Dankbarkeit und innerem Frieden.

Ich hoffe sehr, dass dich dieses Buch auf eine Weise inspiriert hat. Ich wünsche mir, dass du dich immer an die unendliche Kraft, die in dir steckt, erinnerst – egal welche Erfahrungen du machst. Was auch immer passiert, du bist vollständig. Es ist nie zu spät, den eigenen authentischen Weg zu gehen, seine Träume zu verwirklichen und der Stimme des Herzens zu folgen. Du wirst auf der Reise des Lebens nie alleine sein, solange du in Kontakt mit dem großen Ozean bleibst: der Liebe in dir.

Lade dir als Geschenk mein kostenloses kleines Workbook zum Thema »Aktiviere deine innere Stärke« auf meiner Website herunter:

www.christinawechsel.com/buch/

Dank

Wenn ich an all die Menschen denke, die mich auf meiner bisherigen Reise begleitet haben, kommt mir sofort ein Wort in den Sinn: Dankbarkeit! Einen Schicksalsberg besteigt man nie alleine. Zumindest nicht so erfolgreich. Ich möchte mich von Herzen bei allen bedanken, die mich seit meinem Unfall und auf meiner bisherigen Reise unterstützt haben.

Es würde den Rahmen um ein Vielfaches sprengen, jeden Einzelnen namentlich zu nennen. Bitte fühlt euch alle angesprochen und verzeiht mir, wenn eure Namen nicht explizit genannt werden. Hier sind einige, denen ich namentlich danken möchte:

Papi: Danke, dass du für mich mit deinem großen Löwenherz gekämpft hast, als ich es nicht konnte! Für mein linkes Knie, welches ich noch habe. Für all deine Liebe und dafür, dass du bei der Verwirklichung meiner Träume immer hinter mir stehst.

Thomas, mein Bruderherz: Danke für deine unbeschreibliche Stärke, deinen Rückhalt und für die Selbstverständlichkeit, mit der du für mich da bist. Es ist so schön zu wissen, dass du immer an meiner Seite stehst.

Ecki: Danke für deine Liebe, dein Lachen und dass du immer ohne jeglichen Zweifel an mich glaubst. Ich liebe dich mehr, als Worte es ausdrücken können, und bin dankbar für jeden einzelnen Tag, den ich mit dir verbringen darf.

Danke an meine ganze Familie für diesen unglaublichen Zusammenhalt, der mir so viel Kraft gegeben hat. Vor allem Dank für die besondere Unterstützung von Tanti Rita, Peiderle, Sonja und Corina.

Valerie, mein Sam: Danke für deine Fürsorge, unsere tiefe Verbundenheit und Freundschaft, die ein Leben lang bestehen wird.

Lena, mein Maty-Mate: Danke für deinen starken Glauben an mich, deine Liebe und für dein ganzes Da-Sein in jeglicher Form. Ohne dich wäre ich niemals dort, wo ich jetzt bin.

Anna: Danke für deine positive Art, die Gabe, immer die richtigen Worte zu finden, und für alles, was du für mich getan hast.

Christl: Danke für all deine heilenden Behandlungen, deine liebevolle Fürsorge und dass du an Papis Seite stehst.

Danke an den Kreis des Vertrauens: Jock, Philipp, André, Janina, Jacky, Judith, Kiddo, Steffi, Melissa, Anne & Matze, Christine, Felix, Dudy-Baby und Tobi. Ihr seid die Allerbesten!

Ronny: Danke für all die besondere Zeit, die wir gemeinsam verbracht haben. Du lebst in meinem Herzen weiter.

Mein großer Dank gilt auch all meinen Ärzten in Australien und in Murnau, den »Mediflight Flying Doctors« und dem ganzen Pflegepersonal. Ich fühlte mich medizinisch in den besten Händen. Einen besonderen Dank an die Intensivschwestern und Pfleger in Australien für die liebevolle Fürsorge, euer Mitgefühl und harte Arbeit. Jede Operation ist immer nur so erfolgreich wie ihre Nachbehandlung. Ein riesengroßes Dankeschön an meine Physiotherapeuten, Ergotherapeuten und alternativen Heiler – vor allem an Nadja, Tobi und Katja.

Ein herzliches Danke an das ganze Team der Orthopädiewerkstatt Mödl, insbesondere an meine Prothesenbauer Christian Weiß, Dieter Stegmeier, Robert Mödl und Markus Ollinger. Ihr seid meine Halbgötter in Carbon, und euch verdanke ich all meine Erfahrungen auf zwei Beinen.

Danke an die Firma Streifeneder für eure Unterstützung, Hilfe und Erfahrungen auf der OT World.

Danke an die Mitarbeiter vom Mövenpick-Hotel, dem Rotary Club Freising, Uwe Sellwig, Vicki Commer, Peter Day und John Dempster.

Danke an meine Life Coaches und ihrer Unterstützung: Sarah Antwerpes, Dannie Quilitzsch und Hanna Augenstein. Danke an den WOMEN'S HUB München, vor allem an die wunderbare Tina Böhm und Eli Perzlmaier.

Andrea Mühleck: Danke für die wunderschönen Fotos, wofür du extra nach Kapstadt geflogen bist.

Meine besondere Anerkennung gilt dem ganzen Team von HarperCollins, insbesondere den Lektorinnen Nannette Elke und Britta Fietzke sowie meiner Agentin Katrin Kroll. Ihr alle habt mich ein großes Stück auf dem Weg zum ersten eigenen Buch begleitet.

Jules: Ohne dich würde es dieses Buch nicht geben. Ich danke dir, dass du mich durch alle Phasen und Prozesse bei der Entstehung begleitet hast. Danke für deine Unterstützung, dass du immer aus tiefstem Herzen an die Botschaft dieses Buches geglaubt hast! Ich freue mich so sehr, dass ich dieses Buch gemeinsam mit dir realisieren durfte! Du bist das beste Woo Girl, das ich mir wünschen konnte.

Danke an den Architekten da oben, dass du mir eine zweite Chance geschenkt hast zurückzukommen und zu leben.

Mami: Du bist meine Seelenverwandte und meine größte Mentorin! Ich danke dir aus tiefstem Herzen und großer Demut für deine unendliche Liebe und Weisheit, die du mir mit auf den Weg gegeben hast. Zu vertrauen, dass alles zum richtigen Zeitpunkt kommt. Dass alles aus einem bestimmten Grund passiert.

Alls was bruuchsch uf dr Wält, das isch Liabi! Frohi Stunde und e guete Fründ! Alls was bruuchsch uf dr Wält häsch du sälber, tues verschänke und freu dich dra!

Wir sehen uns, Mami!

Literatur

- Paulo Coelho: Der Alchimist. Diogenes Verlag 1996
- Sergio Bambaren: Der träumende Delfin. Piper 2003
- John Strelecky: Safari des Lebens. dtv 2007
- Lissa Rankin: Mind over Medicine – Warum Gedanken oft stärker sind als Medizin. Kösel-Verlag 2014
- Bruce Lipton: Intelligente Zellen. Koha Verlag 2005
- Joachim Faulstich: Das Geheimnis der Heilung. Knaur-Verlag 2010
- Clemens Kuby: Unterwegs in die nächste Dimension. Goldmann 2003
- John Veltheim: Das BodyTalk-System. Lüchow 1999
- HeartMath Institut®
- Wayne Dyer: Ändere Deine Gedanken. Goldmann 2007
- Christina Berndt: Resilienz. dtv 2013
- Deepak Chopra: Die sieben geistigen Gesetze des Erfolgs. Ullstein 2004
- Colin C. Tipping: Ich vergebe. Kamphausen 2004
- Thorwald Dethlefsen: Schicksal als Chance. Goldmann 1979
- Dr. Joe Dispenza: Du bist das Placebo. Koha Verlag 2014
- Amy Purdy: On My Own Two Feet. HarperCollins 2014
- Gela Allmann: Sturz in die Tiefe. Piper 2016
- Laura Malina Seiler: Schön, dass es dich gibt. Rowohlt 2018

Informationen für Amputierte und Angehörige

- Bundesverband für Menschen mit Arm- oder Beinamputationen BMAB e. V.: www.bmab.de
- PiK-Projekt: www.bmab.de/peersimkrankenhaus/
- Jugendcamp: www.bmab.de/jugendcamp/
- Tauchschule für Menschen mit Andersartigkeit: www.el-alma-rie.com
- Blog von Daniela Maier: www.perspektivenwechsel-mit-prothesen.de
- Tino Käßner, Bikeguide/Trailscout: www.zugspitz-guides.com
- Bewegungsförderung für Amputierte: www.anpfiffinsleben.de/amputierte
- Prothesen-Talk, der Podcast der Prothesen-Gemeinschaft: www.prothesen-gemeinschaft.de/prothesen-talk/
- Austauschplattform für Amputierte: www.stolperstein.com
- PDF-Datei von Eurocom: Ratgeber und Informationen für Patienten: www.eurocom-info.de
- Infos zur Automobilität für Menschen mit Behinderungen: www.bbab.de/home/
- Magazine für Menschen mit Handicap: AmpuTee, RehaTreff, Barrierefrei

Der Abdruck des Gedichts »Spuren in Sand« von Margaret Fishback Powers auf S. 161–62 erfolgte mit freundlicher Genehmigung des Brunnen Verlags:

© 1964 Margaret Fishback Powers, übersetzt von Eva-Maria Busch, © der deutschen Übersetzung 1996 Brunnen Verlag GmbH, Gießen. www.brunnen-verlag.de